周来兴医学文集 二

周艺 陈仰东 邵景新 涂振坤 整理

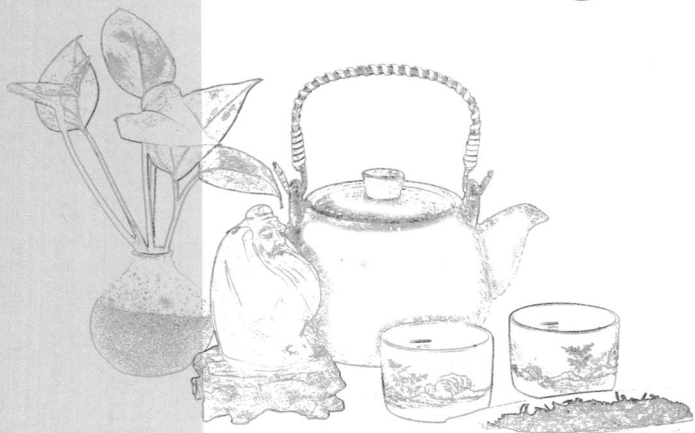

厦门大学出版社
XIAMEN UNIVERSITY PRESS

国家一级出版社
全国百佳图书出版单位

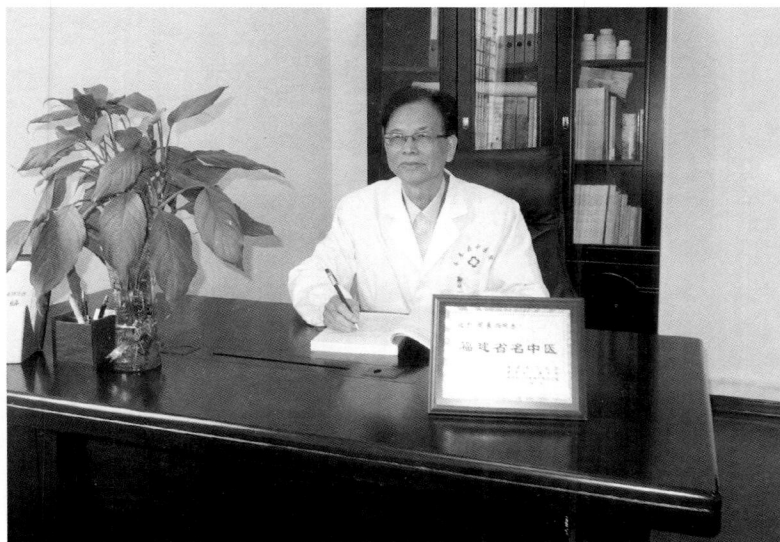

作者简介

　　周来兴,男,国家级老中医药专家,福建省名中医,主任医师,全国和福建省第三批老中医药专家学术经验继承工作指导老师。曾任永春县一都中心医院院长、永春卫校校长,现任福建省永春县中医院名誉院长、省中医重点专科脾胃病学科带头人,任中国中医药现代远程教育特约专家、中华临床医学会副理事长、福建省中医药学会传承研究分会副主任委员、永春中医药学会副理事长兼秘书长。

　　先后毕业于泉州医专(中医专业 4 年)、香港亚洲函授学院中西医专业(2年),1994年又继承全国首批名老中医药专家骆安邦学术经验3年结业,由人事部、卫生部、国家中医药管理局颁发证书。1997—2002年参加美国世界传统医学研究院博士研究生远程教育。从事医、教、研50余载,有扎实的中医理论基础和丰富的临床经验。擅长中医内科,兼治妇科、儿科,尤精于脾胃、肝胆、哮喘、糖尿病、癫痫、脱发、不育等疑难杂症,疗效显著,在闽南及东南亚享有盛誉。

发表论文90余篇,专著有《蔡友敬医案》、《骆安邦论医集》、《周来兴医学文集(一)》、《疑难病症临床经验》、《佛手茶养生》5部,参编《内经证候类诠》等3部,获世界传统卫生组织圣塔莫尼卡科技进步二等奖一项,获省、市科技进步奖10多项,国家发明专利1项。荣获"全国德艺双馨医疗工作者"、"2010年度全国行业百佳新闻人物"、福建省自学成才奖等。曾到美国、澳大利亚、马来西亚等国参加中医国际学术会议及讲学、坐诊,医治过不少疑难杂症,在中医界有一定影响。美国加州联合大学针灸考核委员会委员陈大卫教授题词"驰名中外"。《中国中医药报》、《福建侨报》、《厦门日报》及省、市电视台均报道其成就与业绩,其传略载入《世界名中医》、《中国专家》、《国医年鉴》等30多部辞书。

祝贺福建省名中医周来兴
医学文集出版！

永春周氏　岐黄辕赤
先奉内难　再承圣志
涉猎百家　渴求真谛
注本帷幄　决胜妙计
如蚕吐丝　同蜂献蜜
穷经皓首　笃骈大系

张琪
2014 年 10 月

张琪：全国著名中医学家、首届国医大师、龙江医派代表性人物、黑龙江省中医研究院主任医师。

潜心研究 必有硕成果

热烈祝贺周美兴医学文集（三）问世

甲午年 周明峰 书贺

周明峰：优秀书法家，中国书法家协会会员。

热烈祝贺《周来兴医学文集(二)》出版!

梦想，
源于愿景，
起于使命，
成于执着；

梦想，
依旧存在，
只要起航，
终会到岸。

周小荣　甲午年　贺

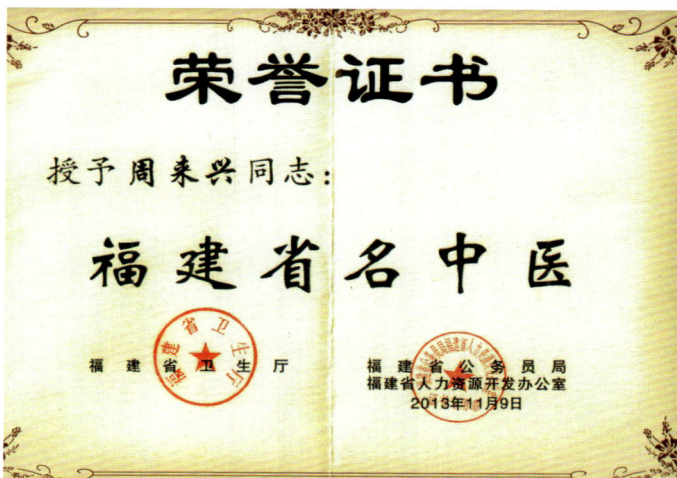

福建省名中医证书

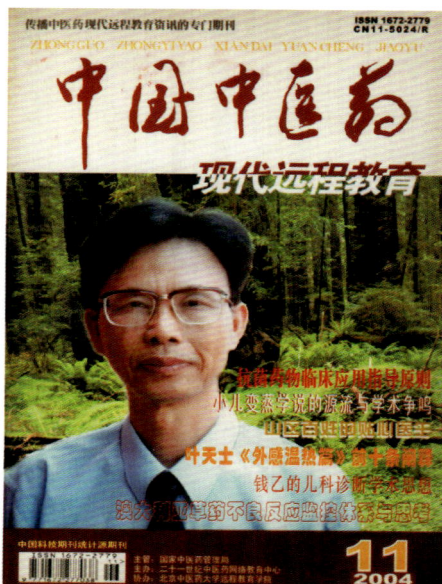

《中国中医药现代远程教育》
封面人物照

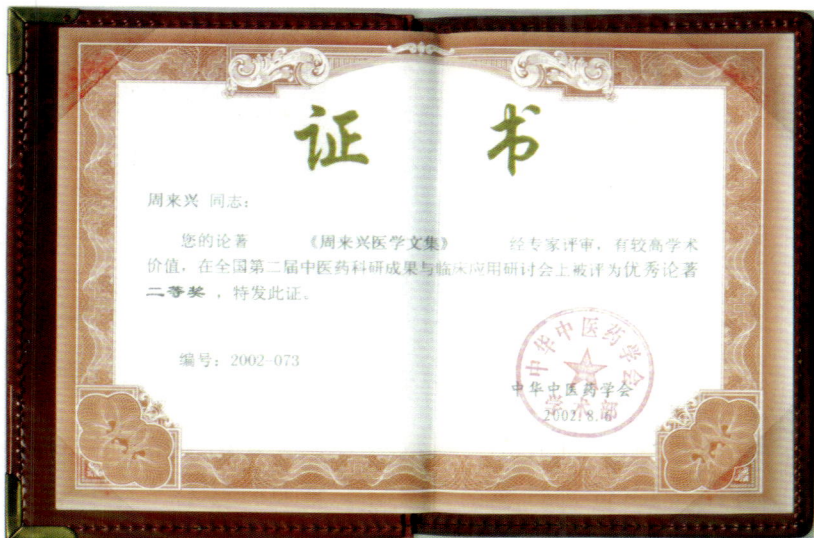

《周来兴医学文集（一）》获中华中医药学会优秀论著二等奖

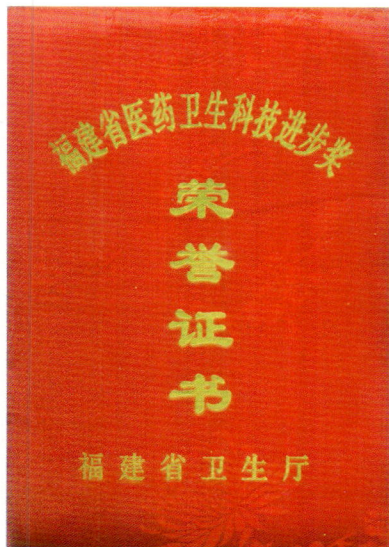

主编《骆安邦论医集》1998年获
福建省医药卫生科技进步奖

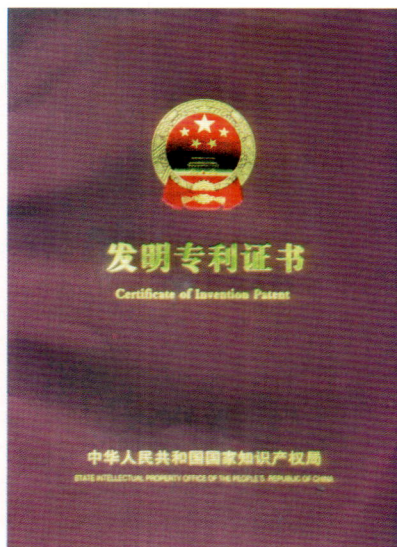

"清清香"防病养生获国家发明
专利（ZL2013 1 0305489.9）

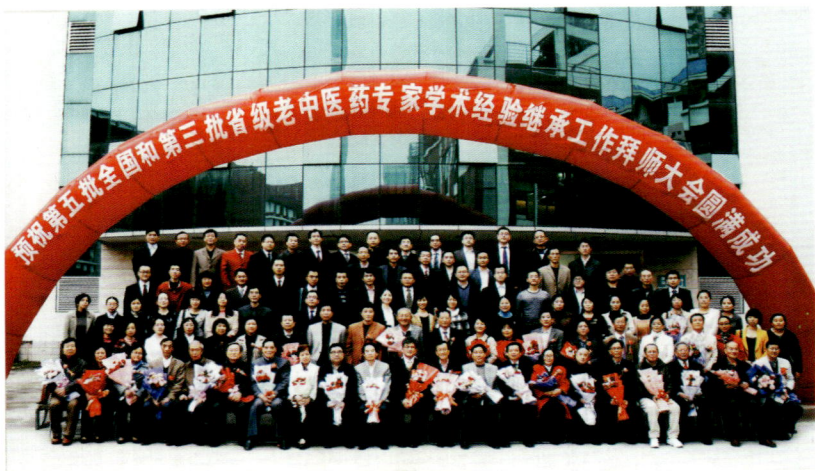

拜师大会

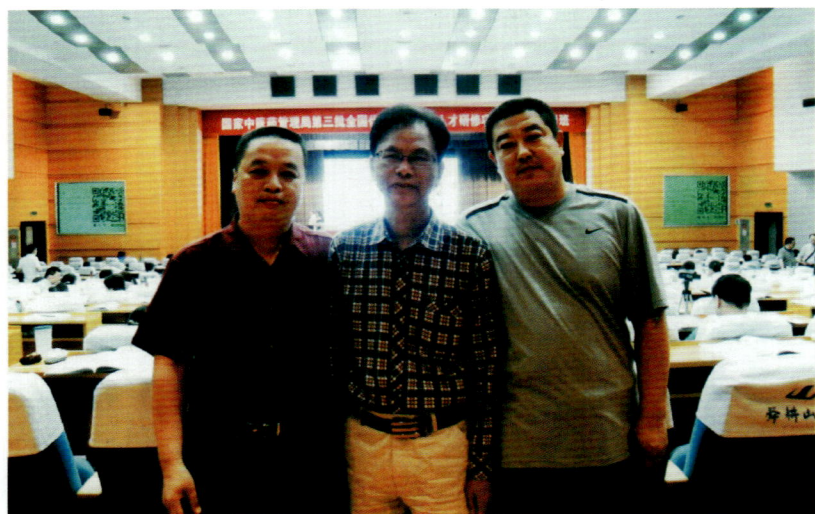

师生合影

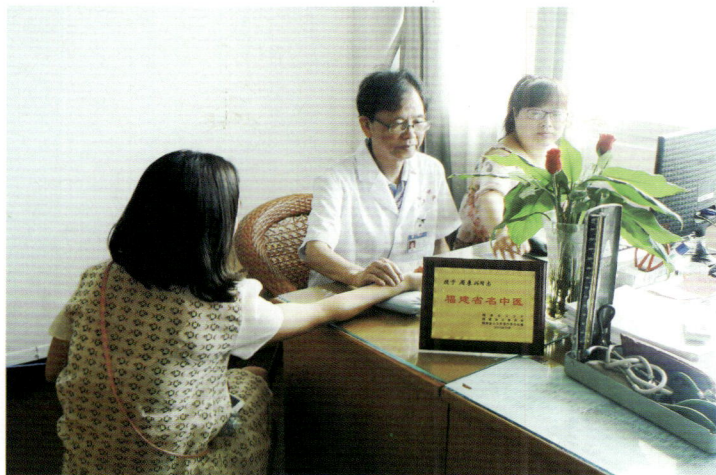

工作照

苏某，男，71岁，2009年10月上日初诊.

诊断：早期肝硬化.

辨证：胰胀（肝胃不和，湿阻气滞）

治则：疏肝健脾，行气利水.

处方：柴胡6g 白芍15g 枳实9g
白术10g 茯苓30g 内金15g
生芪20g 郁金10g 枸杞15g
菌陈15g 薏苡仁30g 大腹皮15g
车前子15g 甘草3g

六剂. 水煎服

序 一

　　闽南名宿周公来兴,中医药界之渡罹津梁者,自边远山区艰辛走来。熟谙其传略感人至深,坎坷泥泞之中医路途似显眼前,如同此间吾之难兄难弟,理解之怀恳切。

　　北疆后学景新,遥从来兴主任六载,获益匪浅。甲午端午之际,于泉城拜谒周公,师徒机缘情深意长,回忆常悦,诉取真经而归!记禀周师之命,卷稿整辑《周来兴医学文集(二)》。诚邀吾鉴顾此书纲目,拜读周主任理论探讨之精准,医案遴选之高深,临床报道之真谛,古方今用之高手,立方用药之特色,奉献《老老恒言》养生之道初探。且聆听媒体报道《山区百姓的贴心医生——记周来兴主任医师》,犹生敬意。再则曰,国内居一县隅乃成名医大家者,唯周公来兴一人而已!虽未与谋面,"成大器、苦心志、劳筋骨",恐言周公便是那"天降大任之斯人"是也?!

　　周主任成才之旅,不亚于红军万里长征,大可标榜;实敢为年轻中医一代效仿临摹之拓牒,然其人却孜孜不倦,卒力以述,将花甲寿龄抛于脑后,"老骥伏枥,矢志不渝"。慨当万里长征刚刚起步之矫健儿,晟誓笑傲悬壶济世之几何!谦逊之举彰揭,桑榆之奋馨启,甚是令吾感触万千！脱口而叹:赞岐黄之术异才巨擘,誉南国医艺上工者也！不揣劣文,以此为序！

卢 芳

甲午壬申月衷偕于冰城

卢芳,全国首批名老中医药专家,黑龙江省"四小名医"之一,黑龙江省中医学会会长,原哈尔滨中医院院长,国药"颅痛宁"、"肺宝冲剂"、"前列闭尔通"研发人。

序 二

　　中医学具有先进医学思想、正确医学观点和丰富防治方法及经验,它的学术特点和优势是整体的观念、恒动的观点、辨证分析和依证论治的方法。时代发展、科学进步及疾病谱改变,给中医学提出新的挑战,当然也是机遇。在同仁们积极努力下,用传统和现代相结合的科学方法,促使中医学出现整体与局部、宏观与微观、功能与形态、机体与环境结合的新的医学思维,极大地提高了中医学的保健、防治水平,促进中医学术朝着现代方向发展。

　　周来兴主任医师是我的学术盟友,也是福建省脾胃学说研究的开拓者,一至三届委员,是全国第三批老中医药专家学术经验继承指导老师,被评为福建省名中医。他躬耕临床,善于证治,重视脾胃,喜用经方,经验丰富,庶有创建。《周来兴医学文集(二)》正是他学术艳花的映示,也展现着中医学的新思维,给中医学的继承和弘扬做出了贡献,我欣为作序。

杨春波
2014 年秋

杨春波,主任医师,教授、博士生导师,福建中医药大学附属第二人民医院名誉院长,国家中医脾胃病重点专科学术带头人。系国家"十五"科技攻关"名老中医学术思想、经验传承研究"对象,国家大师提名人,全国第二、四批老中医药专家学术经验指导老师,福建省名中医。享受国务院特殊津贴。

序 三

三子景新,袭我衣钵,孺子可教,追觅百家。常与家宴间,述及幸遇杏林巨匠周师来兴教授,蒙周师厚爱,点拨有嘉,醍醐灌顶,释解疑惑,也常同我交流周师病案。今年端午,周师泉城接见景新,师徒六载,得以机缘相会,同餐同宿,促膝交谈,我为三子能拜得周老这样的伯乐翁甚感欢庆。

三子介绍周师简历与医籍给我,知晓周师出生于1943年,长我两岁,理应称兄,我俩算是那个年代的进步青年了,周兄于沿海山区救死扶伤,我在北方乡村为民服务(师承中医出身)。回忆"文革"时期,农村医务人员统称为"赤脚医生",是名之来历,源自于上海川沙镇,那里的医生,身背药箱,挽起裤脚,空闲时要赶到生产队,光脚下农田干活,参加劳动挣工分,秋后分红,此唤作"亦农亦医"。农业人口居多的新中国,也只好利用此种方法,才能养得起这么一支庞大的医疗队伍。于是乎,样板式推广,公社、大队、群众口中的"赤脚医生"传说了一个时代。本地区还习惯叫某姓先生,有调皮者竟言"赤脚大仙(先)"至今,真令人哭笑不得。

读周兄著作,重视脾胃补益后天是临证的主旋律、学术的落脚点,此乃治疗顽疾的法宝,也是当代养生学里不可或缺的环节。看周兄肖像，鹤发童颜，"调中州，安五脏"自身收益，手段明鉴，且常用验方、自拟方攻克慢病，屡起沉疴，医名享誉南邦。更需圈评周兄中药炮制经验这把"撒手锏"，而今医药兼通之医家少之又少，理论结合临床，临床认识药材，此技高一筹是也。周兄从民间摘得国家级名老中医药专家、省名中医等头衔，难能可贵。这些来之不易的成绩与殊荣，该耗费了多少心血？所谓良机还是给事业勤奋、智慧人生的周兄准备好的！周兄即将出版《周来兴医学文集（二）》，学弟一个乡野村夫，错投岐黄麾下，碌碌无为，忽忽老矣，本不该有所动作，然周兄乃仁人志士，又是三子恩师，必须敬谢。让我最感知音处，乃是想当年"同舟共济"的赤脚医生情愫！无奈何，焉敢隐居彷徨，诚恐侃谈数语，斗胆混装序言。

友谊同道：邵长志
2014 年 7 月于双城堡正红旗二屯陋室斋诊室

　　邵长志，中国民间中医医药研究开发协会特色医疗专家，传统中医"截根、挑割、拔罐"手法技能发起人，中国专科名医百家。

前　言

　　时光荏苒，暑去寒来，小憩静思余，以越历古稀之年，岐黄杏林博衷，史涌探幽痴迷者汗牛充栋，不才涉医近半个世纪,将"学医之道，以德为要"作为执业铭言。艰辛游艺，敬业乐群，数十载如一日，丝毫不敢怠慢，虽驽钝得道无几，但于临床治疗脾胃、肝胆、男性科诸病，摸索些许经验，学术思想崇尚王道与人道结合，故有同道戏称余乃是"帷幄先圣张仲景洽晤脾圣李东垣"划时代握手之接轨者；法施妇科经带病、哑门儿科病及糖尿病、哮喘病、肾病综合征、心脑血管疾病、癫痫、斑秃、男女不育症，取得肯定疗效，深受病家之赞许爱戴。行医之外，余不忘教学和继承全国名老中医经验，为老专家蔡友敬、骆安邦两教授学术薪传等方面做了大量工作。培养出一批中医药优秀梯队，为解决农村缺少中医药技术人才问题竭尽绵薄之力。先后整理出版《蔡友敬医案》、《骆安邦论医集》、《疑难病症临床经验》、《周来兴医学文集（一）》、《佛手茶养生》，并参与编写《内经证候类诠》等著作。

　　此部《周来兴医学文集（二）》系本人 2001 年以来发表在医学刊物、研讨会议上的论文，及带教学生整理的临床医案等，包括"理论探讨"、"临床报道"、"临证心得"、"古方今用"、"杏苑漫谈"、"医案选录"、"医籍评介"、"附篇"等。文稿如同沧海之泛波,然可裒淘浪沙,假略裨益后学,余心愿足矣!

　　文集嘱周艺、陈仰东等弟子润笔,邵景新、涂振坤协助整理,且幸得国医大师张琪的贺词及书法家周明峰和周小荣的祝贺,国医圣手卢芳、杨春波教授、民间著名老中医邵长志专家赐序,厦门大学出版社审正,对他们的辛勤付出和无私惠爱,鄙人由衷感谢。

　　"四时多燠,桃溪一源。"

周来兴

书于温陵永春

甲午年(2014)八月

目 录

临证心得

古方今用

杏苑漫谈

医案选录

医籍评介

附　录

跋

情系中医　为民解忧
——我的治学行医之路

　　摘　要：目的：通过亲身经历，探索中医求学行医之路。方法：为民除病，立志从医；学习经典，刻苦研读，打牢基础；不断学习，自学与进修相结合；拜师求艺，在于继承创新；重理论，更重于实践；积累资料，善于总结，方能提高理论水平。结果：成才为名老中医。结论：立志从医，勤求古训，理论与实践、拜师与探索、总结与创新相结合，是中医成才之路。

　　在我的治学与行医生涯中，走过的道路艰辛而难忘，探索的旅程漫长而丰盈，从自学中医到成为主任医师、福建省名中医、全国第三批老中医药专家学术经验继承工作导师，一路洒下不少的汗水和心血。

立志从医　踏遍深山解民忧

　　我出生于惠安农村，深知农村医疗条件差，农民看病难，要找一名称职医生不那么容易。早年养父患上肺结核咯血，历经数医无效，受尽七年之久的病痛折磨而离世，我深感内疚之时，痛下学医之志。我边工作，边自学，曾在农村行医一年余，对中医产生了浓厚兴趣。1961年再深造中医专业4年，毕业后到边远山区永春一都工作。

　　山区道路崎岖坎坷，不是爬山就是下坡。在山区，出诊是常事,夜间出诊也多,需要翻山越岭,有时来回一趟要花 5~6 小时。谁都有怕出诊的念头,对于高度近视的我,更是一种严峻考验。然而想到患病群众的痛苦,我克服了种种困难,坚持在山区工作,为群众治病十几年如一日。

记得 1967 年一个风雨交加的夜晚,为抢救一患肺炎并发"呼衰"的患儿,我在出诊途中不留神掉进深泥田里,危急之际,幸亏患儿家长及时发现。被救后,我忘了寒冷和伤痛,继续冒雨赶去救治患儿,经过一夜的抢救,患儿转危为安。就这样,每日有看不完的病,出不完的诊,十几年踏遍了一都的山山水水。我也因经常出诊劳累,加上三餐无定时,患上了胃病,为了自己也是为了病人,我一边治病一边摸索在自己身上用药,研制出治胃病的系列方药,疗效显著。

在边远山区工作,虽然辛苦些,但山区群众纯朴热情,他们说多亏有这样一个好医生,心里就踏实了。群众的肯定让我感到欣慰和充实。

博医涉源　学海茫茫苦求索

中医学博大精深。古往今来,凡欲成大医者,都必须具有广博的知识,且精勤不倦。在我治学的过程中,没能做到"博极医源",但在"博医涉源"路上经历了勤奋与刻苦、理论与实践、探索与拜师的治学之路。

学海无涯,不具备一点牺牲精神是不能达到彼岸的。1959年,我一边工作,一边跟师学习中医。首先是背诵"四小经典"。通过 1 年余的自学,能背诵 400 味药性及 200 多首方剂,对二十八脉的脉形主症也能熟悉掌握,这为以后深入学习中医打下了良好基础。1961 年,我有幸进入医专系统学习中医 4 年,深知学习机会的来之不易,刻苦研读,中医理论功底有了较大提高。我把书中重要的条文用红笔逐句圈点,加译加注,还将《伤寒》、《金匮要略》的主要条文抄在小本子上随身携带,起早带晚背诵,与同学互相提问,及时请教老师,从而做到能读懂、读熟,探明原意,刻骨铭心。

在从医 49 年中,我日则应诊,夜则读书,坚持自学,广涉医籍,对经典、近代名医张锡纯、蒲辅周、岳美中疗经验及现代中医杂志,无不用心研读。如《金匮要略》精读一遍就有一番新的感受,其中论痹条文,不但背熟,而且抓住了各个特点,区别选用,整理治痹八法运用于临床,获得满意效果。

在行医时,不管是坐诊还是出诊,每看完病遇到疑难之症,就翻书对照,或与同事探讨。若有不放心之处,哪怕山高路远,都赶去再诊,或用电话回访病人,检验自己行医效果,并不断总结反思。因此,一些疑难杂病,均能取得较好的疗效。

拜师求艺　注重探索勇创新

拜师求艺,注重探索,又是我行医生涯中的一条不可少之路。学习中医,师承方式是相当重要的。为提高医术,我几度拜师求艺,既拜师又不唯师,注重探索,并勇于创新。每见活人之一法一式,必欲尽学透之而后休。我体会经过一段时间临床再去深造,带着问题学习,往往收获更大。1973 年,我跟师全国著名老中医药专家蔡友敬教授,受益匪浅。蔡老重脾胃,宗东垣与中梓之长,运用六君子汤加减治疗一些疑难杂症,堪称一绝,对我影响较深。

1982 年我参加省《内经》(即《黄帝内经》,下同)班学习 1 年;1990 年参加全国男性病学习班半年;1991 年继承全国首批名老中医药专家骆安邦学术经验 3 年;1994 年学习中西医结合专业 2 年;1997 年参加美国世界传统医学科学院博士研究生远程教育 3 年。这些使我医术大有长进,如骆老精研《金匮要略》,使我在应用《金匮要略》方治疗疑难杂病方面积累了不少经验。骆老善用经方治疗肝胆病,对我启发很大。我后来提出"疏通论",认为疏肝利胆、宣肺通腑是治疗肝胆疾病之良法,柴胡汤类为基本方,证之临床,疗效较好。

情系中医　挥洒汗水结硕果

在市场经济的影响下,一些人唯利是图,舍弃中医药的"简、便、效、廉"的优势,时有"取消中医"的不和谐声音出现。但我仍对中医充满了挚爱,并始终坚守,不断追古求今,不仅从经典中汲取医学营养,还广泛搜集民间验方、偏方,在实践中加以验证。我体会到善于总结经验,也是提高业务水平的重要方法之一。自行医以来,我就有记录病案的习惯,可供回顾反思,久之就可从中悟出许多治疗规律和教训,整理出许多有效病例和方药。所以我临床之余,笔耕不辍,撰写论文90余篇,发表在国内外医学杂志上;主编《蔡友敬医案》、《骆安邦论医集》,为继承、抢救名老中医学术经验作出一些贡献;并出版《周来兴医学文集(一)》、《疑难杂病临床经验》、《佛手茶养生》专著3部,参编《内经证候类诠》、《现代中医消化病》等5部。一分耕耘,一分收获,几十年来,我付出的是辛勤躬耕,收获的是提高精通,使自己理论水平和临床经验有了新的提高,获国际、全国及省、市、县科技进步奖15项,并赴美国、澳大利亚、马来西亚等国参加中医国际学术交流大会,以及义诊,治疗不少疑难杂症,在中医界有较大影响,美国加州联合大学针灸考核委员会委员陈大卫教授题词"驰名中外"以示鼓励;同时还荣获省自学成才奖等多项,《中国中医药报》、《福建侨报》、《厦门日报》及省、市、县电视台均做了专题报道。这些荣誉对我来说是激励,是鞭策,更是义务,是责任。

我的医学生涯已历50个春秋,现在年纪较大,体力不如从前,但我仍热爱中医事业,任永春县中医院名誉院长,并兼任多种职务。我愿有生之年与同仁一道,继续以高尚医德和精湛医术,为山区人民健康尽绵薄之力。

（原载于《中国中医药现代远程教育》2008 年第 12 期）

理论探讨

《内经》"治未病"初探

摘　要："治未病"是《内经》治则学说的组成部分,其含义其一是未病先防,治在未病之先,从精神调治、体育锻炼、合理饮食、适时养生、科学用药等方面进行调养,以增强抗病能力,防止疾病发生。其二既病防变,治在发病之初,必须及时掌握疾病的发生、发展及传变规律,采取有效措施截断病机,及时控制疾病进一步发展。其三除邪务尽,使病愈防复燃,在病后余邪未尽,正气尚虚,应采取综合措施,促使脏腑功能尽快恢复正常,达到邪尽病愈,病不复发的目的。体现了《内经》"见微知著"、"防微杜渐"的预防思想,运用于临床具有重要指导意义。

关键词：《内经》;治未病;学术探讨

　　"治未病"是《内经》治则学说的组成部分,它强调"未病而治"的预防医学思想,贯穿于《内经》全书。《素问·四气调神论》等篇明确地提出"不治已病治未病"。名医张景岳对此加以阐发:"祸始于微,危因于易,预防此者,谓之治未病。"《内经》对预防医学深刻的认识和高度的重视,对后世医家影响极大。汉代张仲景根据"治未病"的思想提出"见肝病,知肝传脾,当先实脾"的已病防传的治则指导于临床,至今仍有重要的指导意义。张仲景寥寥数语,告诫医者必须未雨绸缪,及早制订措施,防止疾病向负面方向转化。笔者不揣浅陋,将"治未病"的含义归纳如下。

一、未病先防,治在未病之先

疾病的发生,往往是致病因素作用于人体,在人体抗病能力减弱或致病因素超过抗病能力时造成的。如果体质强健,致病因素就难以起作用。另一方面积极消除致病因素,避免或减少它对人体的侵害,就可保证不发病或虽病亦不重。而未病先防正是防治疾病的积极措施,与现代"预防为主"的基本精神是一致的。《素问·四气调神论》提出"圣人不治已病,治未病",并引用了"渴而穿井,斗而铸兵"的比喻来说明对预防医学的重视。以"正气内存,邪不可干"的论述强调重视体质的内在因素,提出"饮食有节,起居有常,不妄作劳"和"精神内守,病安从来"的养生之道,要求人们从生活起居、饮食劳动、精神情志各方面进行调养,从而保持正气充足,身体强壮,抵抗力增强,使"苛疾不起",或少生病,"度百岁乃去",体现了从天人相关角度积极预防防止疾病的发生。上述观点,包含着现代卫生学、心理学、体育学、营养学、气象医学等丰富内容。

(一)调养精神

精神状态是衡量一个人健康状况的首要标准,《内经》很重视心理调治来达到防病健身。精神调摄主要体现在兴奋与抑制的相互克制(即"和于阴阳"),从而达到"阳平阴秘,精神乃治"的目的。《素问·上古天真论》说:"恬惔虚无,真气从之,精神内守,病安从来。"指出思想纯净,没有杂念,保持乐观、积极奋发的精神状态,才能使心平气和,精神内守。这种以提高人体的自身调整和自我控制能力,保养真气来预防疾病的方法,值得继承和发扬。若精神失调,七情太过,造成阴阳失调,过亢则害。如"怒伤肝,怒则气逆",不少高血压患者因此而致脑溢血症。"抑郁伤肝"导致肝郁脾虚而出现消化不良或月经不调的病态。"思伤脾,悲伤肺,恐伤肾"则提出精神刺激会大大降低免疫功能而致病。因此,避免和消除那些伤害人们心身健康的心理和社会因素的影响,是减少疾病发生的措施。可见调养精神,就是人类随时调节自己的情志,适应环境变化,以保证身体健康的重要方法。现代科学证明50%~80%的疾病是由于身心失调而产生的,故研究精神调养是防病的重要一环。

(二)体格锻炼

"生命在于运动。"适度的体格锻炼,是增强体质、提高抗病能力、预防疾病的措施之一。《内经》早已提出"和于术数……不妄作劳……度百岁乃去"的锻炼方法,强调"劳逸有度"、"形劳而不倦"的观点。同时提出久视、久立、久坐、久卧等对身体健康影响的论述来教诲人们锻炼要有"常度",切勿超过人体的极限。劳作过度则损正气,造成"五劳所伤"。这种按各人体质不同而选择不同的锻炼方法和锻炼要合乎常度的观点是很可贵的。后世养生家根据这种养生方法创造动静结合的各种健身体育疗法。如华佗提出"人体欲得劳动,但不当使极耳。动摇则谷气得消,血脉流通,病不得生。譬如户枢,终不朽也"的观点,结合古代导引法,创造"五禽戏"。其弟子坚持锻炼,"年且百岁而犹有壮容"。还有吐纳、导引、太极拳等养生术如今仍被广大爱好者所采用。这些做法既有利于健康者健身,也有利于患者身体素质的增强,又能对药物治疗起到积极的辅助作用。

(三)合理饮食

食物中的营养物质是维持生命,促进发育,保持强健体魄,以增强防病能力的物质基础。而人气血、津液、精血均来源于脾胃的生化,饮食合理则不病或病轻,反之则多病或病重。因此,养生之要当以食为本。《内经》早已提出以"五谷为养,五果为助,五畜为益,五菜为充","谷肉果菜,食养尽之"和强调"饮食有节"、"无使过之,伤其正"的论述是合乎营养学的观点的,与现代倡导的健康食谱几乎完全相同。所谓"饮食有节"则在于饮食定时,饥饱适中,避免漫无节制地过量摄取,使脾胃运化不了,积存体内,酿成"饮食自倍,脾胃乃伤";同时要注意五味调和、寒温适当、素食养生等合理的饮食及科学的营养,方可适应人体正常的生理需要,以达到益气血、壮筋骨,健身祛病,延年益寿的目的。

(四)适时养生

《内经》重视人与自然环境的统一性。如《灵枢·岁露论》指出:"人与天地相参也,与日月相应也。"说明人不是独立的生物体,而是受自然界和社会密切影响的大系统中的一部分,认为自然界种种运动变化,常常都会影响人体脏腑功能、气血运行而致病。因此,它强调人应顺应自然变化规律,"起居有常",在"春三月……夜卧早起……以使志生;夏三月……夜卧早起,无厌于日,使志无怒;秋三月……早卧早起……使志安宁;冬三月……早卧晚起,必得日光,使志若伏若匿……"以适时养生,达到保健、预防疾病发生的目的。又如《素问·金匮真言论》言:"五脏应四时,各有所受乎。"说明五脏的功能活动与四时阴阳相适应,所以,顺从四时气候的变化规律,来调理脏腑,调畅气血,调摄精神,以适应自然界的生、长、收、藏的变化,保持人体内外阴阳的相对平衡,从而达到健康的目的。

(五)科学用药

药能治病,也能防病,还能健身延年,是中医得心应手的法宝。如《备急千金要方》的天门冬方、枸杞根方、黄精膏,《寿亲养老新书》的二黄方等延年益寿秘方,都是在《内经》"治未病"的思想中悟出的。现代观点认为扶助肾气的药物能增强免疫功能,起到抗老防病益寿的作用。笔者选用补脾、益肾、调理气血之品,制成长寿保健酒,对早衰症状有明显改善作用。研制的清清香可以祛邪杀菌,清新空气,提神醒脑,防治流感等传染病,起到防病保健作用。

故科学用药,以药减灾,以药防病,同样是治未病思想的延伸和发展,因此科学用药,对保障健康也非常重要。

二、既病防变,治在发病之初

"治未病"还包含一种"既病防变"的观点,即从脏腑相关角度及时治疗,防止疾病的传变。《素问·阴阳应象大论》说:"善治者治皮毛,其次治肌肤,其次治筋脉,其次治六腑,其次治五脏。治五脏者,半生半死也。"认识到早期治疗的重要性,并说明疾病的传变是由表入里、由轻变重、由简单到复杂的过程。因此,在防治疾病的过程中必须掌握疾病的发生、发展规律及其传变途径,做到早期诊断(断在病之"微"),有效治疗,"救其萌芽"。如感受六淫时邪致病者,要及早阻断传变的途径,谓之"卒然逢之,早遏其路"(《离合真邪论》)。如治外感热病,笔者于清热中加凉血活血之品以防邪入营血之传变。《热论》的"三阳经络,皆受其病,而未入脏者,故可汗而已"便说明了在病初期阶段及早治疗的意义。又如脏腑疾病的传变,要按生克规律采取有效的预防措施,如"见肝之病,知肝传脾,当先实脾",就是从五行生克规律测知肝病传脾的演变规律,在治肝病的同时即考虑"实脾",以防止肝病传脾,既注重"已病",又着力处理已病和未病之间的关系。后世医家根据这个观点,在治肝病时往往采用扶土抑木或清肝护脾之法。再者,有些患者旧疾又添新病,而新病往往诱发旧疾,就必防其并发。如痢疾又挟伤食,先除其食,则"敌之资粮已焚",痢疾常可很快治愈。脾胃虚寒又感风热之邪者,如治以辛凉解表必防伤胃,需酌加顾护胃气之品;肺痨又感风寒,治以辛温必少佐养肺之品以防辛温伤肺阴。诸如此类,都是根据不同病因、病情和传变而采取的不同早期治疗方法。《内经》还提出必须掌握治病时机,治于发作之先。如《素问·刺热篇》说:"病虽未发,见赤色刺之,名曰治未病。"要求医生见微知著,在发作之先治之,即"逢而泻之",可收"至期而已"、"其病立已"之效。否则,不掌握治病时机,当治不治,就会贻误病情。又如《素问·疟论》以疟病为例,主张对休作有时的疟疾治疗,在发作当盛时切勿针治,"无刺高高之热,无刺浑浑之脉,无刺漉漉之汗",必候至其衰则刺之。这就是说,对疾病治疗之前,必须掌握病变演变规律,候其病机,当机立断,采取有效措施阻止病变的发展,治在疾病发作之先。

三、除邪务尽,使病愈防复燃

病初愈,在康复阶段,患者大多存在病后余邪未尽,正气尚虚,机体阴阳失去平衡,脏腑组织功能尚未完全恢复正常的情况,这就要求在康复医疗中,做到除邪务尽。针对患者气血衰少、津液亏虚、脾肾不足、血瘀痰阻的病理特点,采取综合措施,促使脏腑组织功能尽快恢复正常,达到邪尽病愈、病不复发的目的。《素问·异法方宜论》所提倡的"圣人杂合以治,各得其所宜,故治所以异而病皆愈"便是此义。笔者在治哮喘时,采用"冬病夏治"法(三伏灸),结合除邪务尽,在哮喘发作得到控制后,以六君子汤加胡桃、川贝、补骨脂、沙参等补脾化痰、益肺纳肾防治哮喘复发,取得显著效果,经治疗 320 例哮喘患者,治愈率达 82%。

综上所述,《内经》关于"治未病"的法则,首先注重未病先防,至于已病之后,则当早期诊治,而在具体施治时,又贵在把握疾病传变规律,采取有效措施截断病机,及时控制疾病进一步发展。它体现了《内经》以防病为主"见微知著"、"防微杜渐"的预防思想,强调得病前,主动防御自然界致病因素的侵袭;得病后,及早治疗;病愈做好康复,以防病复发。

(原载于《中医药通报》2007 年第 6 卷)

"调中州，安五脏"理论源流与临床应用

关键词："调中州，安五脏"；生理病理；应用价值；病案举例

一、"调中州，安五脏"的含义

"调中州，安五脏"始终围绕中州脾胃的特性和生理功能，结合脾胃与四脏等其他各脏腑的生理病理关系，治疗与脾胃相关的各种疾病。

二、"调中州，安五脏"的生理观

（一）土生万物，滋养五脏

《内经》云："脾者土也，治中央，常以四时长四脏，各十八日寄治，不得独主于时也。""脾脉者土也，孤脏以灌四旁者也。"《中藏经》云："胃者，人之根本也。胃气壮，则五脏六腑皆壮。"脾土四季皆旺，俾中州脾土功能正常，其他脏腑皆得精微物质滋养则皆健壮。

（二）土主生化，五脏之本

《内经》云："五脏者，皆禀气于胃。胃者，五脏之本也。"《灵枢·营卫生会》云："人受气于谷，谷入于胃，以传与肺，五脏六腑皆以受

气。"《景岳全书》云:"脾为土脏,灌溉四旁,是以五脏中皆有脾气,而脾胃中亦有五脏之气,此其互为相使……故善治脾者,能调五脏,即所以治脾胃也。"《脾胃论》云:"善治病者,唯在治脾,治脾以安五脏。"说明脾胃是五脏六腑生化之本。

(三)土主升降,运化之枢

《脾胃论》云:"运化万物,其实一气也……盖胃为水谷之海,饮食入胃,而精气先输脾归肺,上行春夏之令,以滋养周身,乃清气为天者也;升已而下输膀胱,行秋冬之令,为传化糟粕,转味而出,乃浊阴为地者也。"脾胃为后天之本,居中焦,通连上下,是升降运化的枢纽,升则上输于心肺,降则下归于肝肾,若脾胃气虚就会导致升降失常,气机紊乱,百病由生。

(四)运化精微,滋养九窍

《内经》云:"谷气通于脾,雨气通于肾,六经为川,脾胃为海,九窍为水注之气。"《脾胃论》云:"九窍者,五脏主之。五脏皆得胃气,乃能通利……胃气虚,耳、目、口、鼻俱为之病。"

(五)滋润经络,四肢百骸

《内经》云:"阳明者,五脏六腑之海,主润宗筋,宗筋主束骨而利机关也。""四肢皆禀气于胃,而不得至经,必因于脾,乃得禀也。"《脾胃论》云:"脾禀气于胃,而浇灌四旁,营养气血者也。"

三、"调中州,安五脏"的病理观

(一)内伤脾胃,百病由生

《脾胃论》曰:"百病皆由脾胃衰而生也。""胃虚则五脏、六腑、十二经、十五络、四肢皆不得营运之气,而百病生焉。""若胃气之本弱,饮食自倍,则脾胃之气既伤,而元气不能充,诸病之所由生。"李东垣云:"胃虚则脏腑经络皆无以受气而俱病。"脾胃为气血生化之源,后天之本。若脾胃运化功能失职,不能正常化生水谷精微,其他脏腑得不到滋养,就会造成五脏六腑之功能失调而出现各种病症。

(二)恣食厚味,心理压力,难病突显

当今脾胃病多见饮食失调、情志怫郁,是冠心病、脑卒中、高血压、糖尿病等疾病的主要病因,使这些病发病率呈显著上升。过食肥甘、恣食厚味、喜饮生冷、饮酒过度等食伤,以及久坐少动,心理压力过大,情志失调,不慎调摄,导致脾胃损伤,进而出现心、脑、肝、肺、肾脏腑疾病,此在一些慢性病、疑难病中尤为突出。现代对脾的研究认为脾的生理功能不仅限于消化系统,而是多系统功能的综合,通过治脾可治疗多系统的疾病。所以"调中州,安五脏"不仅是对中医经典理论的发扬升华,也是根据现代疾病特点而发,对现代疾病谱具有指导性和普适性。

四、"调中州,安五脏"的实用价值

(一)调中州以治未病

中医历来强调"治未病"。张仲景提出:"四季脾旺不受邪。"也就是说,脾胃在一年四季中对人体抗御外邪都起着重要的防卫作用,确立了"调中州"在疾病预防中的地位。张景岳言:"土气为万物之源,胃气为养生之主。胃强则强,胃弱则弱,有胃则生,无胃则死,是以养生家必当以脾胃为先。"说明通过调理脾胃功能可以防止疾病发生的重要性。如养生家保健多采用健脾补肾法来达到防病益寿延年的目的。

（二）调中州以防传变

《伤寒论》云："阳明居中，主土也，万物所归，无所复传。"《金匮》云："见肝之病，知肝传脾，当先实脾。"故在治肝病时往往采用扶土抑木或清肝护脾之法，以防止肝病传脾。同时临证处处顾护脾胃，扶助正气，辅佐他脏，在防治慢性病、老年病时尤为重要。提示一脏有病，可以影响他脏，治疗时必须照顾整体，治其未病之脏腑，以防止疾病传变。此属"截断"疗法。

（三）调中州以防复发

疾病复发的核心是脾胃功能。《诸病源候论》云："夫病新瘥，脾胃尚虚，谷气未复，若即食肥肉、鱼脍、饼饵、枣、粟之属，则未能消化，停积于肠胃，使胀满结实，因更发热，复为病者，名曰食复也。"《伤寒论》也提出："伤寒新愈，若起居作劳不慎，或饮食不节，就会发生劳复食复之变。"《医权初编》云："脾胃有病……一切饮食药饵，皆不运化。"可从健胃运脾入手以收功，并嘱患者节饮食，调情志，慎起居。

（四）调中州以安五脏

《医权初编》云："治病当以脾胃为先。"《临证指南医案》云："上下交损，当治其中。"《类经》云："治五脏以调脾胃。"《慎斋遗书》云："诸病不愈，必寻到脾胃之中，方无一失。"《景岳全书》云："凡欲治病者，必须常顾胃气，胃气无损，诸可无虑。"凡出现各种五脏气血津液不足或虚损劳伤，可采用补养后天之法以助五脏生化，恢复其正常生理功能，求其复原，调脾胃，安五脏，医家之王道也。

（五）调中州，旁四肢，达经络，通九窍

调中州可以长肌肉、利机关、通九窍、滋脉络。凡出现肌肉肥瘦、四肢百骸不利、九窍不通、脉络病变等均可从脾胃论治。

五、病案介绍

(一)虚劳(骨髓异常增生综合征)案

[**例一**]陈某,男,65 岁。永春人,2004 年 3 月 8 日初诊。

主诉:疲乏、头晕、纳少、面浮半个月。

现病史:3 个月前因疲倦、头晕、肢软,住福州总院,诊为骨髓异常增生综合征,经化疗治疗 2 个疗程,头晕乏力加重,由于身体难再接受化疗,医生建议回家休息疗养,并嘱找当地老中医服用中药试试。刻诊:头晕乏力,经家属扶来就诊,心悸,动则气促,面浮肿,色苍白,下肢皮肤出现散在性紫癜,少气懒言,纳少眠差,口稍苦而干,大便量少,小便稍黄,舌质暗淡有齿印,苔薄腻微黄,脉细数,右浮大,关沉按无力。血检:白细胞 20×10^9/L 以上,血色素 45 g/L,血小板减少。B 超示肝脾肿大。

辨证:脾肾两虚,气血不足,湿毒内蕴。

治则:健脾益肾,活血解毒。

处方:太子参 15 g、白术 10 g、茯苓 15 g、陈皮 10 g、红枣 5 g、黄芪 15 g、黄精 15 g、鸡血藤 15 g、白花蛇舌草 15 g、女贞子 10 g、红花 3 g、丹参 15 g、生麦芽 15 g、甘草 3 g,水煎服。

二诊:服上药 6 剂,纳增,头晕心悸减轻,乏力改善,大便稍溏,原方加砂仁 2 g、制半夏 6 g。

再诊:病情好转,药已中的,守上方加减调治半年,病情稳定,头晕、心悸、乏力明显改善,面色转红润,食纳正常,二便调,血色素上升 10 g,血小板也上升至正常。

按:病属虚劳,亦称虚损,由脏腑亏损,元气虚弱而致,但总不离乎先后天。而本病则脾肾两虚,气血亏虚,血行不畅,湿毒内蕴,正虚与邪结是发病的关键。治以健脾益肾以扶正,重在甘温补中,从脾胃立论,以化气血之源;祛邪又在健脾化湿,活血祛毒之中,谓之祛瘀生新而复源,体现"中土安和,天地位育矣"(《不居集》)之意。方中太子参、黄芪、白术、茯苓、陈皮、红枣甘温补中,健脾益气以化源扶正培本;黄精、女贞补肾益精以温煦脾胃之运化;白花蛇舌草、甘草清热解毒祛其邪;久病入络,多夹瘀,故加丹参、红花、鸡血藤通络活血,祛瘀生新。妙用麦芽疏肝、益脾、消食以振胃气,发挥诸药的作用。药证合拍,其难病则愈。

(二)水肿(先心)案

[**例二**]颜某,女,40岁,2008年11月2日初诊。

主诉:右下肢浮肿15天。

现病史:半个月前因"先心"到福州总院做心脏介入手术,出院后右下肢浮肿,伴胀稍痛,心时悸,纳食少,小便短少,大便稍溏,面色苍黄,精神萎靡,口唇及肢端轻度紫绀,舌淡苔腻微黄,脉滑,沉按无力。尿检正常,心率86次/分。

辨证:心脾两虚,血瘀湿着。

治则:补脾养心,益气活血,利湿消肿。

处方:党参20 g、白术10 g、茯苓30 g、猪苓15 g、牛膝20 g、丹参30 g、炒山甲10 g、薏仁30 g、赤小豆30 g、红枣7枚、炙甘草3 g,7剂,水煎服,日1剂,分2次早晚服。

二诊(12月9日):药后下肢浮肿消退,纳增,小便清长,唯心时悸,夜寝难安,原方加麦冬10 g、五味6 g,以养心宁神。

再诊(12月16日):上症已悉,继用归脾丸调治。

按:脾失健运,心失所养,心气不充,血行不畅,水湿内停为本病发病机理。脾失运化水谷,气血生源不足,心无所主则心悸、纳少、神靡、面苍;脾不运化水湿,心气不足,血行不畅则水湿内停为肿胀;口唇及肢端发紫乃气虚血瘀之征;苔腻脉滑为水湿之象。故治当谨守病机,治病求本,本之脾胃,健脾以养心,治脾以化湿。方中以参、苓、术、草健脾益气,以化气血之源养心;以猪苓、薏仁、红枣、赤小豆补脾渗湿利水;配入丹参、山甲补血活血通络,使血行水行湿自去;辅以木瓜舒筋活络,和胃化湿;牛膝引血下行,利尿消肿。全方重在恢复脾胃功能,以补后天化生之源。正如《脾胃论》"其治心、肾……有余不足,或补或泻,唯益脾胃之药为切"所言是也。二诊又加麦冬、五味滋肾润肺,养心安神。再用归脾丸调善后,使脾健心盈,心有所主,心盈则脾胃功能正常,水肿自消。

(三)积聚(肝硬化)案

[**例三**]康某,男,65 岁,2005 年 8 月 16 日初诊。

主诉:右肋闷痛,腹胀肢肿,伴疲乏、纳差 3 个月。

现病史:5 年前患乙肝,时治时停。3 个月前右肋闷痛不适,倦怠乏力,腹胀纳差,下肢轻度浮肿住院治疗,诊为"早期肝硬化",予西药保肝及对症治疗,病未见明显好转,而求中医治疗。刻诊:右肋时有闷痛,纳食减少,食后脘腹胀满,体倦乏力,下肢浮肿,少气懒言,动则气促,大便溏薄,小便短微黄,精神萎靡,面色黧晦,面容憔悴,颈项出现蜘蛛痣,手见肝掌,舌暗红,苔腻微黄,脉弦细,右关弱。生化检查示肝功能异常。B 超示肝脾肿大。

辨证:肝郁脾虚,湿浊内停,气滞血瘀。

治则:疏肝理气,健脾利水,活血化瘀。

处方:柴胡 6 g、白芍 15 g、白术 10 g、茯苓 30 g、太子参 15 g、二芽各 15 g、川楝子 10 g、丹参 30 g、鳖甲 30 g、大腹皮 10 g、甘草 3 g,水煎服。

二诊(8 月 22 日):服药 6 剂,肋痛腹胀减轻,纳香,下肢浮肿消退,体倦乏力改善,但口稍干,睡眠欠佳,原方去大腹皮,加麦冬、甘杞、五味滋肾养阴。

三诊(9 月 5 日):精神较爽,疲乏明显好转,睡眠较佳,口干已止,唯腹消胀,大便尚未成形,舌红苔薄,脉弦细,上方去川楝子、麦冬、白芍,加鸡内金 20 g、赤芍 10 g、陈皮 10 g,以重于健脾和胃,化源养肝。

四诊(10月5日)：后用四君合一贯煎加二芽、丹参、赤芍调治2个月，诸症悉愈，肝功能复查正常，B超复查肝脾无肿大，肝掌及蜘蛛痣亦消减大半。

按：肝硬化属中医"积聚"、"臌胀"范畴。本病病因一般认为与感染病毒有关，病位虽在肝，但与脾、肾密切相关，尤其是脾。病机特点是三脏功能受损，气、血、水代谢失常，互结于腹，病由此而生。本例因肝郁气滞，脾虚运化失职，水湿与血瘀内结为主，属正虚邪实之症，治以扶正除邪之法。方中以参、苓、术、草健脾和胃，脾运得健，肝体得养，正气得旺；佐二芽消食助运；配柴胡、白芍、川楝子疏肝理气，以利脾胃升降纳运，又利气疏血，行湿除之用；丹参、鳖甲活血化瘀，软坚消肿，加入大腹皮行气宽中，利水消肿，以利水湿消退。继则健脾胃、养肝肾以扶正，活血化瘀以消肿而收功。

(四)哮喘(支气管哮喘)案

[例四]郑某，男，50岁，1985年10月15日初诊。

主诉：咳嗽反复发作30余年。

现病史：幼年始咳嗽气喘，症状逐年加重，历经数医，屡治屡发，每于换季或感冒发作加剧。近年来经常服用氨茶碱、博利康尼来缓解症状。刻诊：胸闷气促，咳喘难安，呼吸困难，夜不能平卧，动则气喘，口唇发绀，痰稀量多，纳少便溏，腰酸尿频，舌晦暗苔白滑，脉沉细，右寸滑，尺弱。胸片示肺纹理增粗，伴轻度肺气肿。

辨证：脾虚痰阻，肺肾两虚。

治则：健脾益气，宣肺化痰，补肾纳气。

处方：党参15g、白术10g、茯苓30g、陈皮10g、姜半夏10g、蜜麻黄4g、莱菔子15g、苏子10g、紫菀10g、补骨脂10g、炙甘草5g。6剂，水煎服。

二诊(10月21日)：服药后症状明显改善。唯腹稍胀，上方去麻黄，加厚朴、旋复花10克(袋包)下气燥湿，降逆平喘。

三诊(11月10日)：按上方调治20天，病情稳定，继后连续3

年接受三伏日灸贴消喘膏(细辛、白芥子、元胡、甘遂、麝香等),随访多年顽疾未再发作。

按:哮喘与肺、脾、肾三脏关系密切,脾为生痰之源,在疾病发生发展中起核心作用。脾虚化源不足,损及肺肾,运化无力,聚湿成痰成饮,影响肺肃降,肾失摄纳,痰浊壅阻,气道不畅,肺气上逆为喘,肾虚少纳气为促。治当脾胃入手,补脾益气,温运中州为主。方中参、苓、术、草补脾益气以化源治其本;陈皮、半夏、莱菔子燥湿消食化痰助其运;麻黄、紫菀、苏子宣肺肃降下气平其喘;补骨脂补肾纳气固其根。继采用三伏日灸贴消喘膏温肺肾以通阳气,降逆平喘固本愈顽疾。

(原载于《福建中医药》2012 年第 5 期)

脾胃学说进展探讨

摘　要:脾胃病是临床常见病、多发病,通过探讨中医脾胃学说的形成、发展过程,及脾胃病的现代研究,加深对脾胃学说的认识和提高,指导临床诊疗,形成我科特色。

关键词:脾胃学说;形成发展;研究探讨;专科特色

脾胃学说是中医理论的重要组成部分,历代医家通过大量临床实践,不断总结提高并上升到理论,形成了脾胃学说。现对其进展探讨如下。

一、脾胃学说的形成

(一)萌芽于秦汉时期

1.《黄帝内经》(下简称《内经》)是奠定中医脾胃学说理论基础的最早医著,它系统地对脾胃学说的解剖生理、病因病理、预防治疗做出了初步的探讨与总结。《内经》认为脾与胃在五行属土,为"仓廪之官",水谷精气出于此,故以胃气为"人身之本"。《内经》虽有关于脾胃解剖形态的记载,但由于中医对脏器的认识更侧重于生理功能与病理变化,对脾胃在解剖基础上赋予了脾主运化、脾主气血生化、脾主肌肉等功能,故与现代医学器官的解剖形态学有差距。《内经》中的"脾胃"实际上是多脏器、多系统的一个功能单位。

总之,《内经》对脾胃的生理功能的认识为后世脾胃学说的发展构成了一个完整的框架。历代医家穷《内经》之要旨,集临证之经验,脾胃学说代有发展。

2.东汉时期,张仲景以《内经》为基础著成《伤寒杂病论》,其中对脾胃从生理、病理、脾胃病因及治方都做了全面阐述。《伤寒杂病论》重点阐述外邪内犯伤脾胃,并指出脾胃虚是外邪内犯的前提,而在《金匮要略》所论脾胃病则以内伤为主,在很多病症治疗中集中体现出顾护脾胃的思想。《伤寒杂病论》中有些名方至今仍广为应用,且疗效卓著,如小建中汤、理中汤等,至此脾胃学说在我国医学中的地位已基本确定。

(二)发展于唐宋时代

唐代医家孙思邈对《内经》研究很深,晚年开始接触《伤寒杂病论》,著《千金要方》与《千金翼方》,在杂病辨治中以五脏六腑为纲、寒热虚实为目,使脾胃学说具有了非常丰富的内容,而且具体易学,易被习医者接受。宋代著名儿科大家钱乙,在总结历代前人思想基础上,提出"脾主困"的学术思想,创立益黄散,以运脾的名方治疗脾虚湿困之症,广泛用于小儿食不消、吐泻、疳积、慢惊等多种病症。儿科大家万密斋重脾胃,治疗遵"中和之道",妙在补泻兼施,指出"今之调脾胃者,不知中和之道,偏之为害,喜补而恶攻。害于攻者大,害于补者岂小哉",强调"中和之道"的重要性,认为关键是一个"度"字,这个"度"就是要达到阴阳的动态平衡,这使脾胃学说得到初步发展。上述医家以《内经》为基础,以脏腑学说为出发点,对脾胃学说不断完善,但多以单一脏腑的寒热虚实为主线,缺少脏腑间的联系。

(三)全盛于金元明清

金元时期是我国医学史的最繁荣时期,各个学术流源、各种学术思想在争鸣中不断发展,脾胃学说在此阶段显得十分突出。易水学派张元素总结继承前人脏腑辨证要旨,对脾胃病的认识进一步深化,构建了更完整的体系,指出"土实泻之",方法有泻、吐、下;"土虚补之",方法有补母、补气、补血。根据脾喜运、胃喜降的特点确立了治脾宜守、宜补、宜升。治胃宜攻、宜和、宜降的治法,在实证治法中提出"养正积自除"的观点,首创"枳术丸",提出以白术为扶养脾胃之要药。

张元素弟子李杲根据当时战乱繁多,民不聊生,脾胃内伤之民情,结合自身丰富的临床经验及对发病机制的认识,著《脾胃论》来阐明"脾胃内伤,百病由生"的脾胃观。他突出强调两个基本观点:一是脾胃是元气之本,脾胃一伤则元气衰,病即由生,重视脾胃对元气的重要作用,把脾胃内伤作为亏损及内伤总病机的理论依据;二是脾胃居于中焦,为精气升降之枢纽,强调脾胃之气的升发。在对内伤脾胃体虚发热提出中热论,治疗上突出用升阳益气、甘温除大热,从而设立了补中益气汤、升阳散火汤等。但在升降问题上,他特别强调阳气,忽视阴精;强调升发,忽视潜降,诚为美中之不足。

在李杲思想影响下,金元明清时期产生了大批在脾胃学说上有建树的医家,最具代表的是温补学派及王进之创立的"阴证学说"。

明清时期,在朱丹溪滋阴学派之后发展了温补学派,其主要思想是强调脾胃肾命门对生命的主导作用,使脾胃学说有了进一步发展。代表人物薛己对脾胃病治疗强调"补火生土",即肾命门对脾胃的温煦作用。明末李中梓创立"先天后天根本论",阐明先天之本在肾、后天之本在脾的思想,主张补脾补肾兼行,不局限于脾胃。

清代叶桂,在李杲脾胃理论的基础上,又创立了胃阴学说。他认为胃为阳土,喜柔润而恶刚燥,且腑宜通,以通为补,因之在临证上创养胃阴及通补胃腑之法。养胃阴,多选玉竹、花粉、沙参、石斛、麦冬之品,甘凉濡润,使津液来复,通降自成,而不宜苦降或苦寒下夺之品,谓之"阳明燥土,得阴自安"。叶氏还广泛引用通络法治脾胃,认为病"初为气结在经,久则血伤入络"。诸病在络,痛则不通。而论治以通为主,药以辛为主,以润为辅,辛可出阳,润能入阴,辛助其行,润助其通。病在血宜辛柔活血;病在气宜辛香理气;血瘀湿滞者,又宜虫类药为丸,缓攻搜剔;阴虚络热宜清润;阳虚络寒宜辛温;实证偏通,用化瘀逐饮等法;虚证偏补,用柔剂通药等。理法方药,自成体系,为脾胃论治另辟蹊径,在理论和治法上补充和发展了脾胃学说,对后来脾胃学说发展有很大的启迪。

纵观金元以来脾胃学说发展,是在经典著作指导下,由单一模式到多元化模式,由重点学说出现到完善补充发展的过程。

二、脾胃学说的现代研究

新中国成立后,对脾胃学说的研究越来越受到国内医学界的重视,认为脾胃乃后天之本,其生理功能对维护人的生命起着至关重要的作用。临床运用补益脾胃的方法可以治疗多种病症,并取得显著的疗效。因此对脾胃学说本质的研究引起了国内医学界的广泛兴趣。除了不断整理、发掘古籍外,在中医理论的指导下,运用传统与现代研究相结合的方法,从生理、生化、病理等多学科、多指标、多途径,由临床到实验及动物模型等进行了广泛的研究。

(一)脾的生理功能研究

李乾构等认为,"脾气散精","营之居也",水谷精气、饮食营气的吸收输布与小肠吸收相关,并随着研究不断深入,认为脾的生理功能不仅限于消化系统,可能是多系统功能的综合。

(二)脾虚诊断标准研究

根据 2000 年中华医学会消化病学分会全国慢性胃炎研讨会意见的诊断标准:(1)大便溏泻;(2)食后腹胀,喜按;(3)面色萎黄;(4)食欲减退;(5)肌瘦无力。具备以上三项即可诊断为脾虚。同时提出口腔唾液 pH 值、胰功肽、胰淀粉酶活性及皮肤电位四项可作为脾虚证的参考指标。

(三)脾虚本质的研究

消化系统的改变,在组织学的改变:王兆清等发现脾虚型患者胃体和胃窦部黏膜常见呈苍白和红白相间,并以白为主,消化道液分泌变化,经实验研究发现脾虚患者消化腺分泌和储备能力不足,化学性消化机能低下,提示唾液淀粉酶活性下降使脾虚证具有一定的特异性。

吸收功能的改变:吴家驹等发现 $50\%\sim60\%$ 的脾虚患者大便中可查出未消化食物和脂肪颗粒。

胃肠道运动改变:周斌等认为脾虚患者有结肠运动亢进的现象,还发现功能性改变多属虚证,器质性改变多属实证,虚证往往以脾的证候为主,而实证则以胃的证候为主,认为可作为中医辨证的客观指标,如低张胃常提示脾虚,胃底畸形积气常提示气滞等。

(四)免疫功能研究

冯顺友认为脾胃健,黏膜丰。正常的胃肠黏膜具有保护性屏障作用,可以防止胃壁的自身消化及食物和药物的化学性和物理性损伤,可以防止致病性微生物的侵入,说明通过调整脾胃防止疾病发生的重要性。近二十年来,不少研究单位以测定机体免疫功能,作为反映"脾旺"或"脾虚"程度的一个客观指标。测定细胞免疫及体液免疫功能时,脾虚者均比正常人为低。

(五)神经内分泌功能改变

贾彦敏发现脾虚患者 17-酮皮质固醇均较正常低,还提示脾虚者体内儿茶酚胺水平偏低。广东中医院等的研究者还发现脾虚者血压偏低,脉搏变慢,而冷压试验、卧立试验等均表现为副交感神经偏亢现象。

(六)代谢功能改变

王氏等认为脾胃是化生水谷精微的主要脏腑,脾主运化,对机体的新陈代谢起着重要的作用,机体内脂质代谢同样依靠脾的运化功能,即脾运化功能是脂质代谢的关键。金敬善认为脾虚患者会出现糖、脂肪、蛋白质三大物质的代谢障碍。

(七)胃镜检查分类与慢性胃炎的中医分型关系

武和平等发现脾胃虚弱型以红斑渗出性胃炎为主,肝胃不和型以隆起糜烂性胃炎为主,胃阴不足型、脾胃湿热型均以萎缩性胃炎为主,胃络瘀血型则以出血性胃炎为主。

以上研究,选择许多客观指标进行探索,获得一些较好的指标,为临床论治脾胃病提供了科学依据,使脾胃学说融入现代科学之中,对加速中医现代化起着重要的作用,进一步完善和发展了脾胃学说。

三、当代中医的学术观点

(一)强调脾胃升降作用

当代中医认为"无升则无降,无降则无升",把重视脾胃的升降作为气机调理的重点。如姜春华认为脾胃为一身气机之枢纽,脾升则健,胃降则和。临床上调治脾胃常用健脾升清、和胃降浊之法,代表方为补中益气汤、旋覆代赭汤、枳实导滞丸等。董建华认为胃腑以通为用,以降为顺。降则和,不降则滞,反之为逆,故应脾胃同治,升降并调,关键在于掌握升清降浊的分寸。路志正则强调升降相宜,顾其润燥,调畅气机宜权中庸。葛仰山在治疗脾胃病的经验中认为:"中流换澜之法,莫贵乎升降。而升降之法又各有千秋,调和肝胆以济中州,是升降中的法中之法。"临床上创制 3 个有效方剂:(1)益脾启中汤,用于肝胆不升、疏泄不及、中气下陷之证;(2)养胃启中汤,用于肝气犯胃、郁火灼阴之证;(3)舒肝启中汤,用于肝郁阳虚湿阻症。它们"升降"治法上各有建树。

(二)健脾以运为主

儿科学家江育仁继承了钱乙"脾主困"的重要学术思想,提出"脾健不在补贵在运"的思想,认为运脾法是调整小儿脾胃功能的核心。在运脾的治疗中,首重苍术,指出苍术味微苦,气味芳香而性温燥,功能芳香悦胃,醒脾助运,开郁宽中,疏化水湿,正合脾之习性。赵棻调节脾胃功能注重健运,认为健运为安,取其中和,喜用二芽,以其禀开发之气,具有化中枢、熟腐水谷的特色。

(三)理脾胃以调气血,多法兼治

施今墨临证重视脾胃,善调气血及治胃病。其经验有:(1)寒宜温,治宜温药和之,用辛开温散之法,常用良附丸、理中汤之类;(2)热宜清,治宜寒折,常用三黄石膏汤、三黄泻心汤之类;(3)虚宜补,治宜补益,常用四君子汤、参苓白术散之类;(4)实宜消导,常用保和丸、木香槟榔丸类;(5)痛宜通,通有通气、通血之别,并有寒通、温通之分;(6)呕逆宜降,治宜使胃气下行为顺,常用旋覆代赭汤、橘皮竹茹汤等;(7)嘈杂宜和,治宜寒热药并用,常用左金丸、半夏泻心汤之类;(8)津枯宜生,治宜养阴生津,常用麦门冬汤类。李聪甫还提出"理脾胃,调气血,保津液"的学术思想。上述医家均丰富了治疗脾胃病的方法。

(四)益气养阴是治胃病之本

邓铁涛教授认为溃疡病,其病位在胃,从病机分析,热、实证多因胃所致,虚、寒、湿证多因脾所致,虚寒过甚往往由于脾胃阳虚所致,气郁、气滞多由肝失条达或肝气过盛所致。邓老强调,本病虽成因多种,而脾胃气虚是根本,健脾气或兼养胃阴,是巩固治疗之大法。

(五)重视脾胃之气,治病从脾胃入手

蒲辅周认为凡病之发生、转归,莫不与脾胃有关,提出察病先察脾胃强弱,治病先顾脾胃盛衰,要处处注意保护胃气。他认为胃气不任重剂,对慢性病力主宁可再剂,不可重剂,祛邪和扶正都宜小剂量,以便轻舟速行。岳美中法东垣"脾胃内伤,百病由生"的思想,强调"治病首先注意脾胃"的观点。张泽生认为脾胃的盛衰直接影响疾病发生、发展、转化和预后。脾胃健旺,五脏可安,所以治病多从调理脾胃入手,主张外感祛邪,也要处处照顾胃气,对内伤诸病更着眼于脾胃。说明一切疾病发生与脾胃强弱有密切关系。

这些学术观点各具特色,充实丰富了脾胃学说的内涵,促进了脾胃学说的发展,是一笔非常宝贵的财富,值得认真继承和发扬。

三、探讨

纵观脾胃学说的发展及其过程,可以说它萌芽于秦汉,奠基于唐宋,充实于金元,形成于明清,发展于当今,融入现代科学,形成了新型现代脾胃学说。脾胃学说虽由单一脾胃发展到与肝、肾相关,但仍缺少多脏腑间的联系。我们深入学习前人脾胃学说宗中医整体观和脏腑相关理论,确立辨病与辨证、整体与局部综合调治法治脾胃病,突出脾胃与气血调治在治病中的作用。对溃疡病、胃炎,主张活动期以辨病为主。由于当今环境变化,生活节律加快,饮食趋于滋腻,故病因病理较复杂,症状表现多夹杂,尤其活动期更显露这一特点,治疗多采用虚实兼顾,寒热并用,气血同调。缓解期以辨证为主,则采取健脾和胃,理气活血,辨证之中兼用疏肝理肺、补火生土等法,并创立"疏通论",以疏肝利胆、通腑和胃、升清降浊、调理脾胃等法治疗肝胆病、胃肠病。又根据脾胃生理特

点,提出燥湿与滋润同用、升降同施、寒温并治、补通结合,重视适其"度",掌握升之勿亢、降之勿陷、燥之勿刚、润之勿腻、温之勿燥、清之勿寒,以符阴阳平衡之理,使万密斋"中和之度"的观点进一步发挥并使之具体化,以此作为我院脾胃专科的特色之一。

（原载于 2011 年《第二届全国消化病大会文集》）

消化性溃疡中医诊治的思路与方法

关键词：消化性溃疡；中医药疗法；思路；方法

消化性溃疡(简称"溃疡病")属中医"胃脘病"范畴,其发病机制尚未完全明了,目前公认的观点是多种因素综合作用导致胃黏膜破坏因素和防御因素失衡的结果。中医药对本病的认识和研究有悠久的历史。纵观中医学对溃疡病的认识,呈现出在脏腑定位上以脾胃为中心,病机病性以虚为重点,治疗以辨证施治为主。这些认识为现代中医诊治溃疡病奠定了坚实的理论和实践基础。但由于历史的原因和条件的限制,对溃疡病病因病机的认识尚欠全面和深入,诊断方法较单一,治疗措施不够完善,理论探索和临床研究也不够深入,因而有些认识还是沿袭传统观念,从而阻碍了溃疡病诊治水平的提高。目前对溃疡病的临床研究,已从传统型向现代型发展,但如何既保留传统中医的特色,又有现代科学的新内容？笔者认为应以传统方法和现代技术相结合为重点,融合中西医认识为一体,在论治方法上要多角度认识病因病机,多层次诊断病症,多方位综合治疗,提高中医对溃疡病的诊治水平。

一、多角度认识病因病机

中医对溃疡病的认识以脾胃虚弱为主,治疗上以补脾健胃为主,至今仍是不可否认的重要方法。但验之临床,这种以脾胃虚弱为主的学说有其局限性。因此,只有从不同角度、不同侧面进行分析,才能全面认识其病因病机。

首先,从脏腑生理病理变化来看,非独脾胃功能不足可致溃疡病,肝、肾、肺的功能失调亦可致本病。因肝主疏泄,助脾胃运化,若肝失疏泄,脾胃运化失司,肝气犯胃,气机阻滞。肺为诸气之总司,肺气不降则诸气皆不调,肝胃之气则不和。肾阴亏虚,水不涵木,肝失柔和之性,失于疏泄,肝气横逆犯胃,肾阳不足,火不暖土,脾肾阳虚亦是溃疡病常见病机。

从病症上看,溃疡病有虚、有实、有寒、有热,近年来多见寒热错杂、虚实夹杂证,以单纯某个证型出现则较为少见,以虚实相兼,寒、热、湿、瘀错杂多见。生活方式的改变、高度精神压力、生存环境的影响、营养状况的改善、饮食结构的变化、疾病谱的推移,使正虚的发病率下降,而产生湿热、气郁、瘀滞、痰浊的机会增多。国内研究已证实,通过对 416 例溃疡病胃镜诊断与证型之间关系的分析统计,发现脾胃虚寒者只占 34.9%,而肝胃郁热者占 50.7%,肝气犯胃者占 9%,因虚致病比例逐渐减少。

从现代医学角度看,目前一般公认的观点是,溃疡病是多种因素综合作用导致胃黏膜破坏因素和防御因素失衡的结果。正常情况下,胃黏膜的破坏因素和防御因素的作用处于相对的动态平衡状态,与中医"阴平阳秘,精神乃治"相吻合。所以一旦当破坏因素增强和(或)防御因素作用减弱就会发生溃疡病。防御因素主要包括黏液—黏膜屏障、黏膜的血流和上皮细胞更新、前列腺素及表皮生长因子等,这些大多属于中医学"正气"之范畴,合乎"正气存内,邪不可干"、"四季脾旺不受邪"之义。破坏因素包括胃酸—胃蛋白酶的消化作用、胃幽门螺杆菌(HP)、胃泌素和胃窦部滞留、饮食不节和失调、吸烟、饮酒、情绪应激、药物的不良作用等,这些因素大多属于中医学之"邪气"。正如《脾胃论》所云:"饮食不节、寒温不适,脾胃乃伤",此病由之所生也。此外,溃疡病是典型的心身疾病,与人的精神、情志密切相关,临床不少病人是因为长期的焦虑、忧伤、恼怒、怨恨、紧张等持续而强烈的精神刺激导致本病的。原来患溃疡病的病人如果遇到上述不良精神刺激和情绪反应也可以使原有的病情加重。中医同样认为七情失和、肝气郁结、肝气横逆犯胃是造成本病发生的主要病因之一。这些认识说明了溃疡病发生非独脾胃虚弱,而是与肝、肺、肾等脏腑功能失调密切相关。而饮食不节,外感邪气,情志失调,脾胃乃伤,是致本病的主要原因。上述病因可单独致病,亦可相兼为病,而胃气郁滞,胃失和降,胃之气血瘀滞不通,"不通则痛"为其主要病机。

二、多层次诊断病症

对溃疡病如单纯采用中医传统的"望、闻、问、切"四诊,很难对其做出准确诊断。因此,规范化、定量化、标准化已成为中医学术发展的一个必然趋势。充分吸收和借鉴现代科学新技术、新方法和新手段,将传统"四诊"方法内容加以延伸,提高诊断水平。如借助现代医学 X 光、胃镜、病理学检查等辅助检查,用客观化、微观化指标认识与辨别证候,弥补宏观辨证的不足,促进中医诊疗技术和方法的进步,有助于中医研究的深入,对扩展临床用药思路具有重要意义。例如近来报道幽门螺杆菌(HP)与溃疡病的发病密切相关,如果仅以舌苔黄腻、脉滑数等湿热或胃热来判断其 HP 阳性率就不够准确。根据报道,对 500 例溃疡病用尿素酶试验,结果阳性率达 73.8%,同时发现阳性率与证型关系是:郁热证>瘀血证>虚寒证>气滞证>阴虚证,说明临床表现湿热证和胃热证不是唯一诊断 HP 感染的标准,而应以尿素酶试验作为诊断 HP 感染主要依据。同时在"无证可辨"情况下只能参考西医诊断仪器和化验及病理检查等。如在胃镜下,以中医望诊理论为指导,进行胃黏膜相微观辨证,若胃黏膜红白相间,以红为主,弥漫性充血,伴散在糜烂,或散在出血点,或痘疹样改变,溃疡表面有黄厚或厚苔而污秽，或糜烂渗血，周边黏膜肿胀呈围堤样者多为胃热型；胃黏膜红白相间，白相居多，溃疡苔薄而清洁，或退而未净，周边黏膜肿胀渐消失，开始有向溃疡集中的黏膜皱襞者为胃寒型或虚寒型；胃黏膜色淡红或橘红色，或为弥漫型或斑片状，溃疡小或趋平坦，或黏膜集中形成红色疤痕者多为气阴两虚型；胃黏膜充血、色暗红，伴陈旧性出血点，黏膜下可见紫色血管网，溃疡较大，易出血，呈阱脉样改变者为胃络瘀滞型。此为无证可辨或早期及恢复期辨证和继续治疗提供了准确依据。因此，胃黏膜相的变化与尿素酶试验的结果，可作为溃疡病辨证分型的微观和客观指标加以参考。

对溃疡病的诊断，还可以根据溃疡病在不同时期、不同阶段所表现出的具体证候，结合胃镜下的征象进行辨证。如1978年在杭州全国消化系统疾病学术会议上规定，以溃疡底上面有渗出物覆盖，边缘水肿、充血，可形成一个红晕的环则定为溃疡病活动期，其证型表现多数为胃热与肝胃气滞型；以溃疡底为薄层渗出物所盖，周围黏膜皱襞可呈辐射状，溃疡面缩小或几乎愈合，有时可见毛细血管丛生所形成的红晕定为溃疡病愈合期，是溃疡病灶已趋向好转，其证型表现为胃热与肝胃不和型逐渐减少，而气虚湿滞证则多见；以溃疡面已看不到渗出物，可见充血，即红色疤痕（此现象尚不稳定），当红色斑已消失仅遗留线状白色疤痕，表示已痊愈，定为疤痕期，其证型表现为脾胃虚弱证与正常证型居多。具有一定变化特点的规律，对于了解与掌握本病各期不同的证型特点与转化规律，指导临床用药，提高疗效，无疑具有积极意义。

以上多层次的诊断，不仅有利于病因分类诊断和对溃疡病多种证的认识，更有益于临床治疗，为中医辨证理论提供了一种新的诊断手段，为治疗和预防提供了更完整的思路。

三、多方位综合治疗

（一）整体治疗与局部治疗相结合

溃疡病在中医证候学上的表现是多种多样的，如脾胃虚寒、肝胃郁热、肝胃不和、气滞血瘀等，治疗多通过整体辨证、归纳病机，采用相应的温中健脾、调肝清胃、疏肝和胃、理气活血等治法，已取得肯定疗效。但对于如何提高溃疡愈合质量，只强调整体治疗是不够的，随着胃镜的普及和病理组织学等检查的应用，在重视传统辨证论治方法的同时，不可忽视对溃疡病灶的局部治疗。近年来有关外用类中药内服治疗溃疡病取得良好疗效的大量报道正说明了这一点。如锡类散、赛胃安、加减生肌散、乌贼骨粉、田七粉、儿茶等，具有敛溃疡、护胃膜、制胃酸、生新肌的作用，对加速胃黏膜的修复、促进溃疡的愈合质量大有裨益。因此，溃疡病中医药治疗要重视整体辨证与局部治疗结合，以提高溃疡愈合质量，抗溃疡病复发。

（二）辨病用药与特异治疗相结合

近年来通过大量的临床与实验研究出现了不少特异治疗的方药，如大黄、槟榔、枳实、枳壳、白豆蔻有促进胃肠收缩、增加胃动力的作用；煅瓦楞子、乌贼骨、浙贝母等有制酸治疗作用；白芍加甘草、佛手、川厚朴、元胡、徐长卿有缓解胃肠平滑肌痉挛和镇痛作用；白及、滑石等药有修复、保护受损黏膜的治疗作用；黄连、蒲公英、白花蛇舌草、丹参、田七、赤芍有抗炎、抗 HP、促进炎症吸收的作用；丹参、莪术、三七等具有增加胃黏膜血流量、改善血循环的作用；四逆散具有抗酸性胃溃疡的作用；四君子汤和柴胡疏肝散健脾疏肝能分别恢复脾虚和肝郁证神经—内分泌—免疫网络的正常调控。通过现代药理研究,寻找一些中药的特异治疗作用,参考现代医学治疗溃疡病的基本模式,选用中药的特异治疗作用配入组方中,是提高临床疗效的又一途径。

(三)辨清分期与辨证施治相结合

本病可分为活动期、愈合期、疤痕期。活动期的治疗应立足于辨病治疗,愈合期、疤痕期则以辨证为主。笔者通过大量临床观察,其病症状多样,常有各证型纵横交错,互相兼夹,而脾胃虚弱是根本,胃络瘀阻是关键,寒热虚实是标象,治疗则以清热化瘀、健脾益气、温络活血为主,方选自拟溃疡汤,药用黄芪、党参、白术、茯苓、桂枝、蒲公英、川黄连、田七、陈皮、佛手干、乌贼骨等,寒温适宜,虚实同理,共奏健脾益气、清热化瘀、调节整体之功效。经对210例溃疡病患者的临床观察,治愈率为86%,总有效率达98%。愈合期、疤痕期为溃疡修复阶段,病情趋于缓解期,治疗以脏腑辨证为主,脾胃虚寒,治宜温中健脾为主,选用黄芪、党参、白术、茯苓、桂枝、炙甘草,以抗胃黏膜损伤,增加胃黏膜血流和前列腺素E2,促进溃疡愈合作用;肝胃不和,治以疏肝和胃为主,选用柴胡、白芍、枳壳、香附、陈皮、佛手之类,以达肝气条达、胃气自安、气机调畅之效;气郁化火,治以清降肺气,理气疏肝,选用百合、台乌药之属,以达肺气肃降、诸气皆调、气行痛止之功;脾肾阳虚,以温补脾肾为主,选用白术、干姜、肉桂、补骨脂、附子之辈,以达补火暖土、脾胃健运之目的。在脏腑辨证用药中要特别注意脾胃的生理特点,遵"脾宜升则健,治以燥药升之"、"胃宜降则和,治以润药降之"的治则,并根据病情选用一些具有抑酸解痉、抗菌护膜的中药配入方中,使辨证与辨病有机结合。此外还要注意三因辨证,因时不同则夏季易温热,秋冬多脾虚或虚寒,春季每肝郁或化热;因地不同则南方易伤阴伤气,多气阴两虚而夹湿,北方则每每寒凝阻滞气血;因人不同,男女有别,女性更兼经带胎产,或老少有异,老者每伴脾肾亏虚、中气不足,劳倦过度,病则脾气愈虚,肝气素旺,情志郁怒,则肝郁常易化火犯胃,以及肥人多痰湿,瘦人多虚火等。因此,在治疗用药上,综合考虑上述因素,如笔者冬寒少助桂枝、干姜温散;秋燥酌配沙参、百合润燥;春夏加入藿香、扁豆祛暑化湿等,一为治疗的需要,亦抗溃疡病复发。同时辨时论治也值得参考,笔者按子午流注,择时在辰巳脾胃旺之时给药,因时而治,以充分发挥其功效,值得进一步探讨。

(四)治疗与预防相结合

溃疡病由于病程长,复发率高,若顽固者,常年不愈,反复发作,所以强调治疗的长期性和持续性有一定意义。通过系统、科学治疗,提高溃疡病愈合质量,减少溃疡病复发。所谓系统治疗,就是活动期溃疡病人通过接受科学治疗达到高质量愈合后,还必须接受阶段性的抗复发治疗,以体现中医学"治未病"的学术思想。特别要注意在无证可辨情况下要重视辨病施治,建立科学的诊疗标准,严格采用日本的 3 期 6 级法,通过正规治疗,使溃疡愈合达到镜下白色疤痕期,或近乎正常黏膜,即中医除邪务尽的学术观点。除了以药物为主的治疗手段之外,还应与预防相结合,采用综合预防,减少本病复发,提倡"志闲而少欲,心安而不惧,形劳而不倦,气从以顺",做到"精神内守,病安从来",及饮食有节,从而达到保健防病的目的。要求患者做到,其一,养生调摄,对可能诱发溃疡病复发的因素进行自我调节,如戒烟酒,保持规律的生活饮食习惯,避免对胃黏膜有损害的饮食和药物,首先,忌食辛辣刺激及干硬烤煎等不宜消化的食物,在溃疡病活动期宜半流食或流食。其次在选择用药,宜避免辛香走窜,对胃黏膜刺激强的药物或西药副作用,如消炎痛、阿司匹林等。同时要注意休息,寒冷季节注意保暖。其二,溃疡病与不良心理—社会因素刺激强度有关,七情所伤,气机不畅,肝气横逆犯胃,除了用药物调理气机,还应结合调心,疏导病人,增强自我保护意识,保持心情愉快,避免过度紧张,促进疾病早日康复。其三,饮食疗法,如猪肚 1 只,何首乌 60 g,小茴香 20 g(炒),将猪肚洗净,装入二药扎口,加水煮烂,去药渣,食肉饮汤,日服 3 次,3 天服完。12 个猪肚为 1 个周期。或猪肚 1只,高丽参 10 g,茶油 10 mL,用法同上。或牛奶 250～500 mL,每天分 2 次饮用,长期坚持。美国科学家研究证明,牛奶含有磷脂物,能在胃黏膜表面形成很厚的流水层,能抵抗外来有害因素,保护胃黏膜,促进溃疡愈合(《民间药膳药酒良方选》)。其四,如常灸足三里、中脘,或摩、按、揉、推中脘、气海、天枢、足三里等均有健胃理气、增强防御因子的作用,达到"四季脾旺不受邪",提高机体抗溃疡病复发的能力。其五,适度锻炼,增强体质,提高抗病力。适度锻炼是指既非过度安逸,又非超强度的剧烈运动。如散步、慢跑、气功、太极拳等运动为宜,可根据各人体质不同而选择。以上综合措施对溃疡病的尽早愈合和防止复发可以起到很重要的作用。

总之,对溃疡病的诊治,要以中西医结合为重点,多角度全面认识病因病机,多层次进行诊断,多方位开展综合治疗,只有这样方可提高溃疡病的疗效。

(原载于《中国中医药学报》2004 年第 1 期)

周来兴老中医治疗疑难杂症的
思路与经验

　　摘　要:疑难杂症多缠绵难愈,证候复杂,治疗较棘手。周来兴老中医从医 50 余载,治学严谨,擅长治疗疑难杂症,认为疑难病多因气、血、痰作祟,临床治疗思路从调气血、祛痰浊入手。调气以舒肝兼理脾肺之气;治血以活血为主,随证清热活血、温经活血、活血通络等药物,着眼于"通"字;治痰以健脾燥湿化痰,随证补肾化气,利水祛痰、宣肺化痰、软坚消痰等法治疗。诸法于临床,多有效验。

　　关键词:周来兴老中医;疑难杂症;思路;经验

　　周来兴主任医师系第三批全国老中医药专家,福建省名中医,治学严谨,尤其在中医疑难杂症方面造诣甚高,用药朴实平正,务求实效。笔者有幸从师学习,受益匪浅。现对其治疗疑难杂症的思路与经验做个概述。

一、治疗思路

　　疑难杂症多缠绵难愈,证候复杂。治多从调气血、祛痰浊入手。《内经》云:"出入废则神机化灭,升降息则气立孤危。"盖人身一小天地,气机有一毫窒碍则气血逆乱,病由此生也。《医学心悟》云:"杂症主治在于气血痰郁。"诚如《丹溪心法之郁五十二》所说:"气血冲和,万病不生,一有怫郁,诸病生焉。"故有"百病生于气"、"血为百病之胎"之说。周老认为气血冲和,百病不生,一旦气滞血凝,脏腑经脉失其濡养,功能失常则疾病丛生。而疑难病症多由气血乖违,机体功能紊乱,以致寒热交杂,虚实互见,缠绵难愈,则出现久病入络,久病必瘀,攻之无效,补之无益,唯有疏其血气,令气血条达,方能奏效。具体治法则宗"人身以调气为上,调血次之"。根据气血相关理论,气机失常是形成血瘀众病因中最常见的。瘀血一旦形成,反过来又可导致或加重气滞,从而形成恶性循环,故在治疗上祛瘀必兼理气,治气亦可治瘀。古人云:"怪病多为痰作祟。"故治痰也是治疗疑难杂症常用之法。

二、治疗经验

(一)治气

治气以通达气机为先,而气与肝气、肺气、脾胃之气有关,肝主疏泄,斡旋周身阴阳气血,调节精神、气机、水谷运化。一旦肝失常度则阴阳失调,气血乖违,于是气滞、血瘀、痰生、火起、风动,诸疾丛生。通过舒畅气机,疏肝解郁,可根治多种脏腑疾病。临床辨治不论运用何法,均可配以舒畅气机。如取枳壳、郁金配金钱草治疗胆囊炎、胆结石;川楝子、泽兰配当归芍药散治疗月经不调、卵巢囊肿。又如用四逆散加丹参、檀香、田七治疗冠心病、心绞痛;逍遥散加丹皮、赤芍、板蓝根治疗乙型肝炎。脾胃为气机升降枢纽,脾主升、胃主降。若脾气失健不升,胃气失和不降,湿、痰、瘀诸疾内生,则心下痞满,脘胁胀痛,形体消瘦等症迭生。周老则习以升麻、柴胡、苍术升脾气,旋复花、制半夏、代赭石、百合降胃气,使升降有度,脏腑平衡,则病自安。临床辨证加入诸方中,治疗胃炎、胃下垂等,颇多效验。肺主气,以降为顺,肺气上逆则为咳喘。因而呼吸系统的疑难杂症多缘肺失宣肃而起,故对咳呛频繁、喘促胸闷、痰多气涌、头胀目眩等肺气上逆症,用药每参以苏子、葶苈子、旋复花、枇杷叶等肃降之品,以翼上逆之肺气得以肃降。如用旋复花、半夏曲配冬瓜子、葶苈子、大枣治疗渗出性胸膜炎,其效甚验。又如取白前降气,前胡宣肺,一宣一降,治疗急慢性气管炎均有良效,而关键在于随症增减。对于寒痰为患,阻滞气机,咳逆上气等症则用五味子、干姜辛温酸敛、下气平喘、化痰止咳治之。对肺热气逆咳嗽则以桑叶、桑白皮轻清泻肺降气止咳平喘治之。以上治疗均为平逆之法。

[例一]张××,女,38岁,已婚,2010年5月26日初诊。

主诉:反复发作头痛10余年,近十天头痛加剧。

现病史:头部两侧疼痛,反复发作10余年,每于外感、情志、失眠以及月经来潮而诱发,经某院诊为"血管神经性头痛",屡服中西药未能控制。10天前因与人口角,夜眠不佳,继则头痛复作,头晕且胀,头晕目不欲睁开,两颞抽掣,血管跳动,触之弹指,并有胸闷胁胀,睡眠不宁,口干微苦,大便稍秘,小便色黄。望诊:痛苦不安,情志抑郁,面有升火,舌质红苔薄黄,舌下静脉露张紫黯。

闻诊:无异常。

切诊:脉弦细。

体检:T 37.2 ℃,P 85次/分,R 20次/分,BP 150/90 mmHg,心肺(一),肝脾未触及。

西医诊断:血管神经性头痛。

中医辨证:头风痛(肝郁头痛)。

治则:疏肝解郁,用芎芷逍遥汤加味。

处方:当归10 g、白芍20 g、茯苓20 g、白术10 g、柴胡6 g、川芎15 g、白芷8 g、甘草3 g、夏枯草10 g。水煎服。

复诊:(5月30日):服药3剂,头痛大减,他症随之消失,唯头晕,腰酸,改用六味地黄丸、逍遥丸调治半旬,头痛已止,随访半年未发作。

按:本例头痛于两侧,胸闷胁胀,情志抑郁,脉弦细,为肝疏泄不及之象;舌红、苔黄,口苦系肝郁化火之征;久痛入络,必夹瘀,故舌下静脉露张紫黯,证属肝气郁结,肝郁化火,气滞血瘀。分析病症,肝气郁结,情志不遂为病之本;郁火上扰,瘀血内阻为其标。虽以头痛为主,却为气郁,当通达气机为先,符合逍遥散证之病机,即所谓"气行则血行,血行风自灭"。方中柴胡、白术、当归、白芍、茯苓疏肝解郁治其本,川芎行气活血止痛,白芷香芳通窍以止痛,夏枯草清肝散郁火治其标,标本合治,其效显著。

(二)治血

治血以活血为主,或清热活血,或温经活血,或活血通络,或活血止血,但处方用药多从"通"字着眼,以气血流畅而安脏腑为治疗原则。对于各种感染发热,若多用寒凉往往会导致血受寒则凝之弊,治疗用药则宜"温病用凉药需佐以活血化瘀之品,始不至于有冰伏之虞"。周老习于清热解毒方药中加有丹皮、丹参、赤芍等化瘀之药,不仅能提高疗效,而且能防止血瘀形成。再者血受热煎熬成块,故在清热方中配入活血药,不但能改善微循环,促进炎症消失,且达到抗炎、降温的作用。如治急性传染病,邪入营血常取丹参、丹皮、大黄加入清营汤,效果颇佳。又如急、慢性肝炎,根据肝的病理易郁易滞,易涩易阻,从而影响气血运行而致瘀特点,可用茜草、丹参、赤芍、丹皮、桃仁、大黄配入辨证方药中,以提高疗效,降低转氨酶。对血得寒则凝,用温经活血可使阳复寒去瘀血化,则取附子、肉桂配活血药,治疗寒痹,四肢冰冷。如以阳和汤加丹参、赤芍、炒山甲治疗骨结核、骨髓炎,用于其证属寒,未溃疡的病例,可使病灶逐渐消除,骨质恢复。对于久病入络,脉络痹窒,败血留瘀而成顽痛、癥积者,周老常用辛温可走窜通络之品,如桂枝、小茴、威灵仙、羌独活、炒山甲、酒制地龙、蜈蚣、全蝎、䗪虫等与活血药配伍,使其能引诸药直达病所,且通行血脉,临床多以活血药为基本方,佐以桂枝、地龙、山甲等治疗子宫肌瘤;配䗪虫、鳖甲、甘杞、牡蛎、马鞭草治疗肝硬化。凡出血必有瘀停滞体内脉外,瘀血不去,新血不生,血难循经而行,以致出血反复不止。活血与止血同用,则去蓄利瘀,使血返故道,血止则不留瘀,如以失笑散加田七、川芎、白芍治产后恶露不止,月经淋漓不断,配仙鹤草、大黄治疗上消化道出血等;又如田七配白芨,一散一收,化瘀止血治疗肺结核咯血。除此,根据"血为气之根,气为血之帅"相互依存的关系,临床上应注意气血双治,或理气活血,或益气活血。周老习用血府逐瘀汤,随证加减治疗多种疑难杂症,如以肺主皮毛为依据,加桑白皮、桑叶、荷叶疏风宣肺引药入肺治面部色素沉着及多种皮肤病。又如用补阳还五汤治疗心脑血管疾病顽固性水肿等气虚血瘀者,多获良效。

[例二]黄××,男,42岁,2012年1月24日初诊。

主诉:右胁闷痛,伴疲乏,纳差3个月。

现病史:3个月前右胁不舒,疲乏,由他人发现面部成片毛细管扩张而到某医院检查,发现肝功及血常规异常而住院,结论是早期肝硬化。住院时以西药保肝为主,住院50多天未见好转出院,而求中医治疗。刻诊:在胁下有时闷痛,纳差,食后脘腹胀,体倦肢怠。

望诊:精神稍萎,面黯黑色,颈项部出现蜘蛛痣,手见肝掌,舌暗红苔薄黄。

闻诊:少气懒言。

切诊:右胁下触痛,脉弦细。

体检及理化检查:精神淡漠,T 37.2 ℃,P 78次/分,R 20次/分,BP 135/85 mmHg,心肺(一),腹稍胀无肿块;目无黄染,肝触及0.5公分,有压痛,脾肿大2公分,颈项无淋巴肿大。肝功能:总蛋白80.3 g/L,谷草转氨酶108.8 U/L,谷氨酰转肽酶676.9 U/L。血常规:红细胞$2.5×10^{12}$/L,血红蛋白8.5 g/L,白细胞$2.6×10^9$/L,血小板$440×10^9$/L。B超:肝脾肿大。

西医诊断:慢性肝炎、早期肝硬化。

中医辨证:癥积(肝脾不和,气滞血瘀)。

治则:疏肝健脾,理气活血,用四逆散加味。

处方:柴胡 6 g、枳壳 10 g、白芍 30 g、白术 10 g、茯苓 30 g、丹参 20 g、川楝子 10 g、二芽各 15 g、赤芍 15 g、莪术 10 g、鳖甲 30 g、甘草 3 g,水煎服。

二诊(1 月 26 日):服药 5 剂,胁痛减轻,纳增,但口干,睡眠欠佳,舌红,脉细带数,乃为肝阴亏损,治改滋养肝阴。

处方:生地 15 g、沙参 15 g、川楝子 10 g、甘杞 12 g、当归 10 g、麦冬 10 g、甘草 3 g、赤芍 15 g。

三诊(2 月 7 日):服上方 7 剂,睡眠转佳,口干已止,舌红转淡,但胃脘胀闷,脉弦细,此属脾胃不健,治以健脾和胃。

处方:党参 12 g、白术 10 g、茯苓 30 g、陈皮 10 g、赤芍 15 g、二芽各 15 g、内金 10 g、丹参 15 g、甘草 3 g。

四诊(2 月 14 日):后用一贯煎加健脾之类如白术、茯苓、麦芽、谷芽,配活血丹参、赤芍之品,调服 60 剂后,诸症悉愈,肝功能复查正常,B 超肝脾无肿大,肝掌及蜘蛛痣亦消失。

按:肝硬化属中医"癥积"、"臌胀"范畴。本病多因湿热久郁,肝脾两伤,日久则气滞血瘀而致胁痛;舌红、脉弦细属肝阴亏损;纳差、倦怠属脾失健运;肝脾肿大乃气滞血瘀之征,病性属虚中夹实、肝脾不和、气滞血瘀之证。治以疏肝健脾,理气活血,方中柴胡、枳实、白芍、川楝子疏肝理气;白术、谷芽、麦芽、茯苓健脾利湿;赤芍、丹参化瘀而收功。现代药理研究表明,活血祛瘀对改善肝微循环、免疫调控、抑制病毒复制和促进肝功恢复等方面具有重要临床价值,故本例用活血祛瘀药贯穿治疗始终。

(三)治痰

怪病多为痰作祟,《锦囊秘录》云:"痰之为物,随气升降,无处不到,或在脏腑,或在经络,所以为病之多也。"故有"痰生百病"之说。《医学心悟》云:"杂症主治在于气血痰郁。"说明疑难病症治疗除从气血调治外,治痰是常用之法,并云:"寻常之痰,可用二陈辈,而顽痰胶固致生怪症者,自非滚痰丸之类不济也。"乃治痰之代表方。盖痰症之情状,变幻不一,非见痰治痰。盖痰即水也,其本在肾,其标在脾。在肾者,以水不归源,水泛为痰也;在脾者,以治痰之本,若因脾虚失运,不能化湿,积湿生痰,治以健脾燥湿化痰。周老习以用二陈汤加枳实、姜竹茹、酸枣仁、夏枯草、夜交藤交通阴阳,治疗失眠、夜游症;配天麻、丹参、钩藤、龟板、山茱萸滋肾、平肝、熄风治疗癫痫;取仙鹤草、泽泻、天麻、石菖加入温胆汤利湿化痰、平肝开窍治疗内耳性眩晕;取党参、丹参、田七合温胆汤除湿化浊、益气活血治疗冠心病(痰浊瘀阻),每每获效验。若因肾虚水泛为痰,上犯于肺而致咳喘者,治宜补肾以引其归藏。临床所见肺心病、慢性支气管炎、哮喘均有肾虚之象。周老常以补骨脂、五味子、胡桃、淮山、车前子补肾纳气利水,使肾气充足则水无泛溢之虞,气化复常,而水湿祛,痰自除。如配以生脉散、白术、茯苓、苏子、葶苈子、制半夏、陈皮健脾养心、降气化痰治疗肺心病;佐以麦冬、制半夏、茯苓、白术清心润肺,健脾化痰治疗慢性支气管炎;投以麻黄、炙地龙、制半夏、苏子、炒莱菔、白术、茯苓宣肺化痰定喘治疗虚寒性哮喘。对于外邪之痰者,有因风而生,因热而生,因湿而生,因寒而生,当随证辨治。如风热之痰,以桑叶、荆芥、防风、蝉衣、川贝、桑白皮等辛平清肺祛痰。习用泻白散加蝉衣、鱼腥草、黄芩治肺部感染之咳喘,配石膏、芦根清痰火治急性肺炎(痰火壅肺)。风寒之痰,以麻黄、紫苏、制半夏、干姜、辛温宣肺化痰。临床常以三拗汤加细辛、前胡、苏子、炒莱菔、制半夏、蜜炙地龙治疗寒性哮喘。痰浊留凝经络,则以软坚消痰为主。周老治疗痰核、瘰疬及子宫肌瘤、卵巢囊肿,多取山慈姑、制半夏、僵蚕、海藻、昆布、浙贝、丹参、赤芍、炒山甲配夏枯草、柴胡引经解郁而获效验。对半身瘫痪者则用搜逐风痰配补气活血通络之品,治之多验。

[**例三**]骆××,男,66岁,2012年12月31日初诊。

主诉:头晕且重1年余,近剧20天。

现病史:去年1月间开始头晕、头重,经治不愈。1个月前因少腹生外痈手术,后头晕头重加剧,两目昏花,视物模糊,胃脘闷胀,嗳气泛酸,多口涎,痰白质黏,全身乏力,四肢欠温,夜难入寝,大便量少,小便清长,性情急躁易怒。

望诊:精神稍萎,呈慢性病容,面色晦暗,舌红苔腻。

闻诊:声音低弱。

切诊:弦滑。

体检及理化检查:T 37 ℃,P 80 次/分,R 20 次/分,BP138/90 mmHg,心肺(一),肝脾未触及,腹软。血常规:WBC 7.8×10⁹/L,HB 110 g/L,PLT 123×10⁹/L,G% 56.3%。

西医诊断:美尼尔氏综合征。

中医辨证:眩晕(痰浊内阻,肝阳上亢)。

治则:健脾化痰,平肝止晕,用泽泻汤合半夏天麻白术散加减。

处方:泽泻30 g,白术 10 g,制半夏10 g,茯苓 20 g,陈皮 15 g,天麻 10 g,双钩藤 15 g,炙甘草 3 g。水煎服,每日 1 剂。

医嘱:节情志,慎饮食,多休息。

二诊(2013 年 1 月 4 日):药后 3 剂,眩晕减半,口涎减少,舌苔转薄,脉弦,药已中的,宗上方再 3 剂。

三诊(1 月 8 日):眩晕已平,饮食正常,睡眠转佳,改用六君子丸健脾祛湿以杜绝痰源,配杞菊地黄丸滋水涵木以平其肝,善其后,随访半年未再复发。

按:本例因饮食不节伤脾,情志急躁伤肝,致脾失健运,聚湿生痰,肝阳上扰,痰浊随之上蒙而为眩晕。纵观脉证,胃脘闷胀,多涎痰白,苔腻,脉弦滑乃脾失健运,痰浊中阻之候;情志急躁,舌红,脉弦为肝旺之征。治以健脾化痰,平肝止晕。方中重用泽泻利小便,导湿邪下行;白术、茯苓、陈皮、半夏健脾理气化痰;天麻、钩藤平肝治晕,继以六君子丸健脾助运,以杜绝痰湿之源,配杞菊地黄丸滋水涵木以平肝阳之亢,使病愈又无复作之患。

(原载于《中国中医药现代远程教育》2014 年第 10 期)

清清香的防病治病作用探讨

　　清清香是根据中医"内病外治"、"气血闻香则行,香善走,透达经络脏腑而无所不达"、"百病皆生于气",而"辛走气"的理论,选用辛味芳香中草药配制而成,具有清新空气、祛邪杀菌、提神醒脑等功效,是防病保健理想之香。现结合临床探讨其防病治病的作用。

一、理论源流

　　中药外用是以中医整体观念和经络学说为理论指导,是"内病外治"的具体应用。芳香的中草药外用可以通过皮肤、黏膜吸收,是中药外用的重要理论基础。吴师机云:"病先从皮毛入,药即可由此进。"[1]《内经》云:"夫邪之客于形也,必先舍于皮毛。""外治不由脏腑,却直达脏腑,尤贵能识脏腑。"指出外邪多由肌表、口鼻侵袭,药物可以通过皮肤、口鼻吸收,并且药效可作用于脏腑,而达到治病的目的。

　　香熏在我国自古有之,它是一种原始祛病方法。如马王堆汉墓出土一批香囊、熏炉,内有辛夷、佩兰、花椒、肉桂等芳香类的药物,这些都说明了当时即有用芳香药防治疾病,辟秽消毒、清洁环境的风俗习惯。香熏疗法在运用过程中不断得到完善充实,并一直流传至今,例如端午节时用艾叶、菖蒲等草药挂在门边或进行燃烧,其烟雾就有杀虫毒、避浊气的作用。在清代宫廷秘方就有"避秽香"防治天花的记载。

如今芳香疗法不但在现代生活中是一种时尚,而且是防病治病与保健的一种自然疗法。现代中医将西方的芳香疗法与中医的香熏疗法相结合,将气味芳香的药物,如丁香、藿香、白芷、麝香等,制成适当的剂型。因这些药具有辛香走窜可解表散邪,芳香化湿以健脾开胃,芳香理气活血止痛,芳香辟秽善开窍醒神的功能,可作用于全身或局部以防治疾病,具有"简、便、廉、验"的特点,足以弥补内服药之不足,可广泛地应用于临床。防感冒的清清香及香囊正是运用了这技术,把古老的中医传统与现代生活相结合,既可以防病治病,又能沁人心脾,舒畅心情,疏通气血,调和阴阳,达到保健的作用。如《甲型 H1N1 流感中医药预防方案(2009 版)》中就有用香熏法作为预防"甲流"的一种外用方法。

二、现代研究

香,古今都是运用辛香与芳香的中草药为主要原料配制而成的。古人云,"气血闻香则行,香善走,透达经络脏腑而无所不达","百病皆生于气","辛走气",所以它可用外熏烟雾令空气产生阵阵清香,净化空气,通过嗅觉和触觉反应恢复身体的精神平衡,达到防病保健的目的。现代研究[2]表明,芳香中药大都含有挥发油成分,经离体和动物模型试验证实挥发油具有促渗作用,提高药物在细胞内的渗透性。医学研究还认为,嗅神经是大脑发出的第一对脑神经,神经纤维通过很薄的一层筛板分布在鼻黏膜上,且鼻黏膜下血供丰富,黏膜上的纤毛可增加药物吸收的有效面积,使药物迅速入血。此外,芳香气味分子通过呼吸道黏膜吸收后,能促进人体免疫球蛋白的产生,提高人体的抵抗力;气味分子还能刺激人体嗅觉细胞,通过大脑皮质的兴奋抑制活动,调节全身新陈代谢,平衡自主神经功能,达到生理和心理功能的相对稳定,身心健康。如据福建医科大学研究报告:乌沉香的吸入对呼吸道具有保健功效;有抗Ⅰ型变态反应的作用;无毒,且有益健康;对过敏性疾病有预防作用。经福建省卫生防疫站检测证实,该香能有效消灭空气中的自然菌,净化空气,改善环境。同时芳香中草药大多含有辛味。有关药理研究表明[3];辛味药的发散解表作用,主要表现在解热、抗菌、抗病毒及协助发汗等方面;辛味药行气作用,主要表现在对消化功能的双向调节作用,既抑制胃肠运动,又兴奋胃肠运动;辛味药的活血作用,主要表现在血液循环系统方面;辛味药的开窍作用与其能兴奋和抑制中枢神经系统有关。再者,辛入肺走气,开通玄府,调节气机升降通道,以利解表祛邪。辛能散能行,能润能温,既通且补,具有祛邪扶正治病作用。现代研究进一步说明清清香的防病治病作用。

三、临床应用

以理论源流和现代研究,为临床应用提供理论依据。清清香以此选用以黄花条、水剑草等芳香的中草药为主,按制香的工艺配制而成。其香味清纯持久,不但清新空气,芳香辟秽,祛邪杀菌,而且健脾开胃,提神醒脑,消除疲劳,提高工作和学习效率。方中黄花条气味芳香,性辛微寒苦,能清热解毒,现代药理研究显示有抗病毒和抗菌的作用;菊花辛微苦寒,疏风清热解表,现代药理表明对葡萄球菌、链球菌、流感病毒等有抑制作用,有防治流感的功效。多年来我们将之应用于临床,对感冒、时行感冒(流感)、慢性疲劳综合征等有防治作用。应用方法:在房间或室内,点燃清清香,每日2次,每次1~3支。经临床疗效观察,清清香治疗风热型感冒132例,治疗组清清香外熏加内服三九感冒灵颗粒与对照组口服三九感冒灵颗粒疗效对比(总有效率为92.4%与78.1%)有显著差别,治疗组优于对照组。该论文于2010年发表在《福建中医药》第3期,并获科技进步奖。对清清香治疗时行感冒(流感)45例疗效进行观察,总有效率为 88.9％,在流感流行期间,在教室及人群集中地方点燃清清香,发现易感人群明显减少,进一步显示清清香既能治病又有预防的作用,本文于 2010 年刊登在第 12 届中国科协年会 22 分会场《中医药在重大卫生事件中的地位和作用论坛论文集》中第 225～226 页。用于治疗慢性疲劳综合征 38 例,有效率达 78.9％,同时对各种疲劳症状的消除或减轻均有显著疗效,尤其对头痛、睡眠紊乱有较好疗效,该论文于 2009 年发表在《福建中医药》第 2 期第 59 页。

四、实验报告

我们用清清香在实际中做了如下实验。

实验1:在感冒发病流行的秋冬之间,选两组 8 户人口在 3～5人的家庭(其中已有 2 户人家中有感冒患者)进行了熏烟对比观察,一组 8 户家庭采用本发明药香,另一组 8 户家庭不采取本措施。熏香时基本保证家中有人,熏香时间在 30 分钟连续熏香 5天。10 天后观察,发现经常熏香本发明的一组家庭中,有 2 户家庭中各有一位年龄较大者感染了流感,但症状较轻。其余 6 户均未出现感染流感的病人。而未采取本措施的一组,各家都出现 2～3 人有不同程度的感冒症状。

实验2:永春石鼓一所小学三年级一班,因 10 多人发生流感,后采用本发明药香进行教室内熏香空气消毒连续达 7 天,观察 10位患流感的学生,症状明显减轻,全班还有 20 多名学生未被传染上。

五、探讨

　　清清香依据理论源流和现代研究,选用以黄花条、水剑草等芳香中草药为主要原料,按制香的工艺配制而成,具有香味清纯持久、清新空气、祛邪杀菌、健脾开胃、芳香避秽、消除疲劳等功效,经临床应用,治疗感冒总有效率 92.4%,时行感冒 88.9%,慢性疲劳综合征 78.4%,进一步证实清清香既有治病又有防病的作用。具有"简、便、廉、验"、无副作用、可免受服药之苦的特点,又能弥补内服药之不足,是保健、防病、治病理想之香。尤其在当今空气易传染疾病及人群处于亚健康情况下,清清香可发挥较大作用,特别是在甲流等传染病流行期间可作防治,具有深远意义,对香业的发展有广阔开发前景。今后还应广泛开展大量的临床研究,使之更具有科学性、先进性和实用性,使"香"由朝拜型向保健型转化,为人类健康发挥更大作用。

参考文献

　　[1]胡凯文,卫月等.芳香中药在疾病外治中的应用[J].中华中医药杂志,2010,3(25):337.

　　[2]李莉,韩国柱.中草药挥发油类透皮吸收促进作用研究进展[J].中国新药杂志,2008,17(11):914~918.

　　[3]周金黄.中药药理学[M].上海:上海科技出版社,1986,27:172~181,154.

(原载于《福建中医药》2013 年第 4 期)

《老老恒言》养生之道探讨

养生之道,是古今人们向往与研究的课题。《内经》早已记载:"上古之人,其知道者,法于阴阳(效法自然界寒暑往来的阴阳变化规律),和于术数(恰当地运用各种养生方法),食欲有节,起居有常,不妄作劳(作劳指劳作、房事,不要违背常规地劳作),故能形与神俱(形体精神健全和谐),而尽终其天年,度百岁乃去。"说明远古时代人们寿命能超过百岁,乃懂得养生之道,而法于阴阳,和于术数,饮食有节制,起居作息有规律,劳作不违背常度,以此养生,则形神和谐,能"尽终其天年,度百岁乃去"。《老老恒言》养生之道就是在这基础上产生的。

《老老恒言》又称《养生随笔》,是清代著名养生学家、文学家曹庭栋75岁高龄时所著,汇集清代以前各家养生思想,并结合作者的自己的切身体会,总结编撰而成的养生专著。书中从老年人心理和生理特点出发,分别从饮食起居、精神调摄、运动导引、服药卫生、预防疾病等方面阐述老年养生的指导思想和具体方法。作者的养生理论始终贯穿"道贵自然"的思想,主张养生应该顺应自然,生活习惯应合四时阴阳,并且紧密结合老年人自身的特点,把养生寓于日常生活琐事之中。本书是老年养生的经典著作之一,被后世奉为"健康之宝",为老年养生做出了很大贡献,在我国社会进入老龄化的今天,更具有现实的指导意义,是中医养生教学、临床、科研工作者及老年人的必读之书。

现结合自己的学习体会和自身经历谈谈以下几个方面,与前辈探讨。

一、调理饮食，固护脾胃

俗语云：人以食为天。说明合理饮食对人体健康至关重要。合理饮食可以调养精气，纠正脏腑阴阳之偏，防治疾病，延年益寿，故饮食既要注意"博食"，即以"五谷为养，五果为助，五畜为益，五菜为充"，又要重视五味调和。故食养之道，就是均衡营养，可使饮食有节，二便通畅。否则，若营养失衡，体质偏颇，五脏六腑功能失调而致病。由于老年人脏腑功能衰弱，脾胃薄弱，消化功能较差，因此调理脾胃，节制饮食尤为关键。"节制饮食，味宜清淡"是饮食养生的基本要求。故饮食宜少量多餐，宁少毋多。"凡食总以少为有益，脾胃易磨运（消化吸收），乃化精液（营养成分），否则极补之物，多食反至受伤，故少食以安脾。"饮食过饱，则易滞脾气，阻碍脾胃之运化功能。古人云"若得小儿安，需带三分饥和寒"，言意十分饱只能七分饱。同时注意时令特点，尤其夏至以后、秋分以前，最应调理脾胃，勿进肥甘厚味，因此时"外则暑阳渐炽，内则微阴初生"，这是根据《内经》"味厚为阴，薄为阳，厚则泻，薄则通"的理论提出的观点。饮食五味太杂则容易损伤胃气。以粥养脾胃"粥能益人"，老年人尤宜。特别是"病中食粥，宜淡食，清火利水，能使五脏安和"。再者对食品选择，应合理搭配，科学营养，常言"吃鱼吃肉吃菜相配"就是这个意思，并根据个人身体情况而选用。台湾一位营养学家提出饮食要吃以神造的自然食品，不要吃人造的食品，如快餐、安利产品，容易积毒，发病。总之，要想健康长寿，必须科学调配饮食，讲究"七多七少"，"七多"即多饮水，每日 6～8 杯以上，尤早上喝一杯水，补充体内水分，有洗涤肠胃的作用，有助于消化分泌，增进食欲，日本研究表明老人夜间喝水可防血管病；多果菜，每日约 400 g，以补充维生素；多吃鱼，增强免疫；多纤维，以助消化；多吃钙（鱼、杏仁、蔬菜、脱脂奶等），防骨质疏松；多吃铁（猪肝、瘦肉、鱼、虾、豆类),以防贫血;多吃锌(肉、肝、蛋、贝壳类)。"七少"即少进食、少精食、少饮酒、少吃盐、少脂肪、少吃糖、少咖啡。

二、顺应四时,起居有常

居养之道,起居有常,可使精神愉快,情绪安定。《内经》云:"智者之养生也,必顺四时而适寒暑。"所以饮食起居须顺应春生、夏长、秋收、冬藏的自然规律,根据四时阴阳变化规律,做到起居有常,随时审度。如"春三月……夜卧早起……使志坚;夏三月……夜卧早起……无厌于日……使志不怒;秋三月……早卧早起……使志安宁;冬三月……早卧晚起……必得日光……使志若伏若匿(神志内藏,安静自若)",提示人们要顺从四时阴阳变化,调养精神情志和生活起居则体健神旺,可减少疾病发生。否则逆春气易伤肝,逆夏气易伤心,逆秋气易伤肺,逆冬气易伤肾。关于睡眠最佳时间,专家提出人体生物钟在 22:00—23:00 将出现一次低潮,因此,最佳睡眠时间在 21:30—22:30,但心脏病不宜多睡,睡眠时血流慢,易中风阻塞。起床最佳时间早上 5:00—6:00,是生物高潮期,体温升高,精神饱满。同时要注意四时邪气,避之有时,如夏天刮北风、冬天刮南风,均为四时异气,应"凉即添衣,温毋遂脱",随时调节,衣可加即加,勿以薄寒而少耐,以避免不时之邪气侵袭。重视人与自然环境的统一性,即"天人相应"的自然观。

三、修身养性,清心寡欲

静养之道,就是适当休息,可减少消耗,怡神健体,所以作者非常重视静养的重要性,认为"养静为摄生首务"。《内经》曰:"阴精所奉其人寿,阳精所降其人夭。"养静之法,当先静心,清心寡欲,淡泊名利;养静最忌怒,故应勿就喧哗,避免议人长短,无事时,一室默坐,常以目视鼻,以鼻对脐,调适呼吸,以宁心安神,闭目静坐30~60分钟可长寿,一觉闲眠,百病除。睡眠中人体可自身修复,所以吃好不如睡补。同时要注意动静结合,结合气功导引,太极拳等以安神定志。调养精神,精神调摄主要体现在兴奋与抑制的相互克制(即"和于阴阳"),从而达到"阴平阳秘,精神乃治"的目的。按《内经》观点,保持乐观,思想纯净,平日排除各种杂念,多说好话,多行善事,常做有利他人的事,可使心胸开阔,心情愉快。积极奋发的精神状态,才能使心平气和,精神内守,以提高人体自身调整和自我控制的能力,保养真气来预防疾病和保健。若精神失调,七情太过,造成阴阳失调,过亢则害。如"怒伤肝","怒则气逆",不少高血压患者因此而致脑溢血;"抑郁伤肝"导致肝郁脾虚而出现消化不良;"思伤脾、悲伤肺、恐伤肾"则指出精神刺激会大大降低免疫功能而致病。现代科学证明有 50%~80% 的疾病是由于身心失调而产生的。所以调养精神是防病保健重要的一环。同时注意调养精神应顺应四时,春应舒畅,夏当充实,秋要安定,冬宜伏藏,特别是老人肝血虚易发怒,当戒躁,即可"血气既不妄动,神气亦觉平和"。

四、运动养生,流水不腐

古人认为"人欲劳于形,百病不能成"。诗人陆游说:"形要小劳之。"说明动养之道,就是适度锻炼运动,活动筋骨,疏通气血,使血脉流通,起到却病延年的目的;指出家事劳作如打扫环境等,使时时有小劳,筋骸血脉,乃不凝滞,散步、导引、打太极拳等都是养生防病之法,在居常无所事,即于室内,时时缓步,盘旋数十步,使筋骸活动,络脉仍得疏通。《内经》强调"劳逸有度"、"形劳而不倦"的观点,同时指出"久视伤血,久立伤骨,久坐伤肉,久卧伤气,久行伤筋"等来教诲人们锻炼要有常度,切勿超过人体承受极限。劳作过度则损正气,造成"五劳"所伤。所以运动应按不同体质而选择,如华佗提倡"人体欲得劳动,但不当极耳,动摇则谷气得消,血脉流通,病不得生",创造"五禽戏",其弟子"年百岁而犹如壮容"。同时运动还要注意顺应天时,冬勿早锻炼,以免寒气伤阳气,夜 10 点后勿锻炼以防伤肝等。最佳锻炼时间,冬、春季头 1～2 个月早上6—7 点,夏、秋早上 5—6 点、上午 10 点、下午 3 点,此时锻炼对健康有益。

五、未病先防,用药合理

养生主张未病先防,即要注重食疗,合理用药,小病首先饮食调理,使腹常空虚,则经络易于转运,元气易恢复,则病自愈。药能治病,也能防病,还能健身延年,合理用药,科学用药,能起防病保健作用。如乾隆常用茯苓饼当点心,调理脾胃达到长寿。现代科学观点认为扶正脾肾的药物能增强免疫功能,起到抗老,防病,益寿的作用。笔者选用补脾益肾,调气血之品制成长寿保健酒,经临床研究对早衰症状有明显改善作用。研制的清清香有祛邪杀菌,清新空气,提神醒脑,防治流感的作用。美国研究人员发现喝茶越久患慢性胃炎、胃癌比例就越低,所以科学用药对保健也是非常重要的,谓之防治观。

六、有关养生几点认识

(一)生物钟保健法

晚上 9 点—凌晨 3 点,是人体自身修复的时间,尤其是肝修复和造血时间,此时要注意休息。

3—5 点,是呼吸运动的时间。

5—9 点,是脾胃活动时间。

7 点吃早餐最佳。

下午 5—7 点,是肾活跃时间,7—9 点是心与神经系统活跃时间。

上午 6—10 点,是日光浴最佳时间。

下午 1—3 点,是精力和体力恢复、放松、调整时间,此时要午休。

下午 4—6 点,是体育锻炼最佳时间。

下午 6—9 点,是脑力劳动者最佳时间(包括上午 7—10 点)。

晚上 10 点入睡最佳,违反其规律,人体免疫力会下降,为病毒入侵提供条件。

(二)延缓衰老七招

适度饥饿,淡食杂食;

睡眠充足,环境凉爽;

坚持运动,动静结合;

笑口常开,心境平和;

德可延年,仁可长寿;

性爱养颜,婚姻益寿;

科学进补,增加核酸。

(三)疾病三个阶段

一是细胞功能障碍,病之萌芽;二是疾病的转折点,组织局部受损;三是器官功能衰退,也是健康处于崩溃状态。

疾病久治不愈两个根源:一是材料不足,不是吃不好,而是不了解身体需要什么,该吃什么;二是毒素积累,糖过多,吃精面,过油腻,等等。

临床报道

周来兴运用胃 2 方治疗寒热错杂型慢性浅表性胃炎经验

摘　要：目的：观察周来兴运用胃 2 方治疗寒热错杂型慢性浅表性胃炎的临床疗效。方法：245 例治疗组患者口服胃 2 方治疗，122 例对照组口服胃得安片。结果：治疗组总有效率 95.9%，显著高于对照组 88.5%，$P<0.05$。结论：胃 2 方能有效治疗寒热错杂型慢性浅表性胃炎。

关键词：名医经验；周来兴；胃 2 方；寒热错杂型慢性浅表性胃炎

周来兴，中医主任医师，全国第三批老中医药专家学术经验继承工作指导老师，福建省名中医，现为永春县中医院省中医脾胃重点专科学术带头人。

周主任认为当前的脾胃病多为寒热错杂、脾虚血瘀之证。这与现代人的生活环境和饮食习惯改变有关。胃为多气多血之腑，属阳，病多实热；脾属阴，病多虚寒，这就导致脾胃病多偏寒热错杂之证。胃病为慢性病，久病伤及正气则虚，虚则气血不畅，血脉瘀阻则挟瘀。因而，周主任针对这一病因病机创立胃 2 方，主治慢性胃炎寒热错杂、脾虚血瘀之证。

我科临床观察周老以胃 2 方治疗寒热错杂型慢性浅表性胃炎，结果表明疗效满意，现报告如下。

一、一般资料

全部病例均来自 2009—2011 年永春县中医院脾胃专科门诊,均为主症见:胃脘痞满不适,不知饥,不思食,食后胀痛,嗳气多,肢冷神疲乏力,口干喜热饮,大便干或虽溏而不爽,舌淡苔薄黄,脉弦细。中医诊断:胃脘痛—寒热错杂。按就诊顺序随机分为两组。(1)性别:治疗组男 146 例,女 99 例;对照组男 73 例,女 49 例。两组性别经 t 检验,$\chi^2=0.2864$,$P>0.05$,无显著性差异。(2)年龄:治疗组平均年龄(41.23±12.75)岁,对照组平均年龄(40.76±13.13)岁。两组年龄经 t 检验,$\chi^2=0.2135$,$P>0.05$,无显著性差异。(3)病程:治疗组平均为(51.68±96.58)月,对照组平均为 50.83±101.24 月。两组病程比较经 t 检验,$\chi^2=0.2985$,$P>0.05$,无显著性差异。

二、病例选择标准

(一)诊断标准

参照《福建省中医病证诊疗常规》[1]中慢性浅表性胃炎的诊断依据:(1)以胃脘胀满或胀痛、食欲不振、嗳气、泛酸、恶心为主要症状;(2)胃镜表现是主要诊断依据,浅表性胃炎可见红斑(点状、片状、条状),黏膜粗糙不平,有出血点或瘀斑;(3)HP 检测阳性率可达 75%~84%。

(二)排除标准

所有纳入病例治疗前后均分别查胃镜,血、尿、大便常规,及肝功能、肾功能、心电图,排除肝、胆、胰及肠道器质性病变、重度萎缩性胃炎、胃黏膜糜烂、肠化生及不典型增生、胃息肉、胃癌、糖尿病、结缔组织疾病及精神病等全身性疾病,以及酒精中毒、胆汁反流性胃炎、非甾体类消炎药引起的胃炎等,并排除妊娠或哺乳期妇女、有明显肝肾功能不全者、肿瘤患者,以及不能全程配合检查治疗者。

三、疗效标准

依据《福建省中医病证诊疗常规》[1]中慢性胃炎相关内容进行疗效判定。(1)近期临床治愈:临床症状、体征消失;胃镜复查活动性炎症消失,慢性炎症好转达轻度。(2)显效:临床症状、体征基本消失,胃镜复查黏膜急性炎症基本好转。(3)有效好转:症状、体征明显减轻;胃镜检查黏膜病变范围缩小 1/2 以上,炎症有所减轻。(4)无效:达不到有效的标准,而未恶化。

四、治疗方法

治疗组予胃 2 方加减。基本方:制半夏、蒲公英、干姜、大枣、莱菔子、党参、茯苓、甘草、黄连、田七粉。兼嗳气可加砂仁、佛手;兼反酸可加浙贝、海螵蛸;兼食积可加神曲、二芽;兼腹胀、大便秘结可加枳实、槟榔、冬瓜仁;兼 HP 阳性可加白花蛇舌草。每日 1 剂,水煎分 2 次服。对照组予胃得安(金陵药业福州梅峰制药厂,批号 990821)每次 4 片,一天 4 次,连服 1 个月。两组均以治疗 4 周为一疗程,每疗程结束后胃镜复查。饮食忌生硬、辛辣刺激,宜易消化之品,嘱戒烟酒、咖啡、浓茶。

安全性观察:(1)临床上注意观察可能发生的不良反应,及出现较为罕见的不良反应;(2)血、尿、大便常规,治疗前后各 1 次;(3)肝功能、肾功能、心电图检查,治疗前后各 1 次。

五、结果

(一)疗效比较

两组临床疗效比较

$n(\%)$

组别	例数	痊愈	显效	有效	无效	总有效率
治疗组	245	147(60)	59(24.1)	29(11.8)	10(4.1)	235(95.9)
对照组	122	70(57.4)	31(25.4)	7(5.7)	14(11.5)	108(88.5)

治疗组与对照组经 Ridit 检验比较,$P<0.05$,差异性显著。

(二)不良反应

临床上未见明显不良反应、毒副作用,安全性检测结果表明,本品对心、肝、肾、周围血象均无不良影响,表明胃 2 方治疗本病疗效确切,无副作用。

六、讨论

慢性浅表性胃炎是一种常见病、多发病,主要临床表现以胃脘部疼痛为主,因此在中医学中属于"胃脘痛"的范畴。然而,又因为各种兼夹症的不同,也包含了"胃痞"、"嘈杂"、"呕吐"等病在内。

周主任认为辨证论治是中医学的特色与精髓,是经过了数千年的临床实践,行之有效的治疗方法。慢性浅表性胃炎的病因病机研究应因地、因时、因人制宜。因闽南山区雨雾多,气温变化较大,早晚凉中午热,寒、热、湿诸邪易犯胃;又富足之民恣食厚味,且常饮酒过度,再复饮冷,寒热更替,互结于脾胃,《内经》云"饮食自倍,脾胃乃伤",故暴饮暴食易伤及胃气;当今生活节奏加快,心理压力较大,极易造成情志不遂,肝气郁结,横逆脾胃,气机不畅,不通则痛。故慢性浅表性胃炎病因复杂,多有兼夹,非单一种。临床上发现纯虚纯实纯热纯寒者少,而虚实互见,寒热错杂者最为常见。治疗应温清并用,以温补辛开健脾运胃,苦降清泄,开解郁热。但本病郁热多在脾胃虚弱的基础上产生,过用苦寒药必损伤脾胃,所以要在健脾益胃的前提下使用清热药,则消除了苦寒清热药伤正之弊,这是一种调整药性、提高药效的配伍形式,疗效机理与增强机体免疫功能密切相关[2]。周主任在这一理论基础上创立胃2方治疗寒热错杂型慢性浅表性胃炎取得了良好的疗效。

本方中党参、茯苓、甘草、大枣甘温益气以补其虚;制半夏、干姜辛温以开结散寒;黄连、蒲公英苦甘寒以清其热;莱菔子消食除胀助消化以振胃气;田七粉活血化瘀以加强行血止痛。整方相配,寒热并用,苦降辛开,补气和中,活血化瘀,补消结合,自然气机升降得调,寒热得清,邪祛正复,病得安。该方经临床应用疗效确切,无毒副作用,值得临床推广。

参考文献

[1]陈端生.福建省中医病证诊疗常规[M].厦门:厦门大学出版社,2006:118～119.

[2]狄群英等.184例虚证免疫指标测定结果分析[C].全国中西医结合虚证研究与防治老年病会议资料选编(内部资料),1982:223.

(原载于《福建中医药》2012年第3期,潘才丕等整理)

周来兴主任运用胃1方治疗
消化性溃疡的经验

　　摘　要：目的：观察胃1方治疗消化性溃疡的疗效。方法：将消化性溃疡患者350例随机分为两组，其中200例采用胃1方治疗为治疗组，150例采用奥美拉唑胶囊加阿莫西林胶囊治疗为对照组，对两组疗效进行比较。结果：治疗组治愈140例，好转57例，总有效率为98.5%，显著高于对照组89.3%，$P<0.05$。结论：胃1方治疗消化性溃疡的临床疗效好且无副作用，值得临床推广应用。

　　关键词：消化性溃疡；胃1方；中医药疗法

　　周来兴主任医师为第三批全国老中医药专家学术经验继承工作指导老师，主要从事脾胃病临床研究，发表论文90余篇，出版专著5部。周主任于1995年撰写《溃疡汤治疗胃及十二指肠溃疡210例疗效观察》[1]一文发表在《实用中医药杂志》，因消化性溃疡病程长，复发率高，其发病率呈逐年上升的趋势，日门诊量增多。为了提高疗效，在周主任的精心指导下，我们在既往研究基础上进一步总结经验，优化而重新制定了本方案，即胃1方，经临床验证，总有效率98.5%，较原总有效率96%有了提高。近年来笔者有幸跟随周来兴主任侍诊学习，现将周主任运用胃1方治疗消化性溃疡的经验报道如下。

一、资料与方法

（一）一般资料

300 例消化性溃疡患者均为 2008 年 11 月—2011 年 11 月我院门诊或住院病人。所有患者经胃镜确诊为溃疡活动期。临床表现：起病缓慢，病程迁延，患者均有不同程度的上腹部疼痛，长期反复发生的周期性、节律性的慢性中上腹疼痛，伴有反酸、嗳气、恶心、呕吐等症状，可有神经功能证候群。排除消化道肿瘤及心、肝、肾等疾病。中医辨证分型标准参考《中医消化病诊疗指南》[2]。所有病例随机分为胃 1 方治疗组和西药治疗对照组。治疗组 200 例中男 120 例，女 80 例；年龄 17～63 岁，平均（35.15±6.24）岁；病程 3 个月至 26 年，平均（7.25±3.48）年；其中胃溃疡 60 例，十二指肠溃疡 110 例，复合性溃疡 12 例，合并胃炎 18 例。对照组 150 例中男 90 例，女 60 例；年龄 18～59 岁，平均（36.18±5.36）岁；病程 4 个月至 25 年，平均（6.75±2.68）年；其中胃溃疡 45 例，十二指肠溃疡 84 例，复合性溃疡 9 例，合并胃炎 12 例。经统计处理，两组年龄、性别、临床表现、病程等方面无显著性差异（$P > 0.05$），具有可比性。

（二）治疗方法

1.治疗组采用自拟胃 1 方，方由黄芪 15～30 g、党参 15 g、白术 10 g、茯苓 20 g、桂枝 6 g、川连 3 g、蒲公英 15 g、白芍 15 g、佛手干 10 g、海螵蛸 8 g、甘草 5 g、白芨 8 g、田七 3 g 等组成。反酸加吴茱萸 3 g、牡蛎 15 g；呕吐清水加干姜 6 g、肉桂 2 g（后下）、制半夏 10 g；伴出血加仙鹤草 15～30 g、大黄末 1～3 g（冲服）。每日 1 剂，水煎取汁 200 mL，分早、晚 2 次温服，早服择时于上午辰巳

(7—11时)脾胃经旺时服药。连服4周为一疗程。病愈后改用参肚汤[3](高丽、沙参、砂仁、猪肚)及恩慧(胃)舒继续治疗预防复发。

2.对照组口服奥美拉唑胶囊20 mg/次,2次/日,阿莫西林胶囊500 mg/次,2次/日,连服1周。随后口服奥美拉唑胶囊20 mg/次,2次/日,连服4周。

(三)观察指标

在系统治疗4周后再行胃镜检查,根据疗效评定标准进行疗效评估,比较3天内疼痛缓解率。

二、治疗结果

(一)疗效判定

1.疗效评定标准。疗效标准依据《中医病证诊断疗效标准》[4]。(1)痊愈:全部症状、体征消失,经X线钡餐检查龛影消失或胃镜检查溃疡愈合;(2)好转:主要症状和上腹疼痛明显减轻,疼痛发作次数减少,经X线钡餐检查龛影缩小或胃镜检查溃疡面明显缩小;(3)未愈:主要症状及X线钡餐检查或胃镜检查均无明显改善。

2.溃疡疼痛程度分为轻、中、重三级。(1)轻度疼痛:胃脘疼痛较轻,疼痛可以忍受,无痛苦面容;(2)中度疼痛:胃脘疼痛较重,有痛苦面容,但无坐卧不安;(3)重度疼痛:胃脘痛重,剧痛难忍,坐卧不安。疼痛强度采用0~10数字表示,数字越大表示疼痛程度越大,0为无痛,1~3为轻度,4~6为中度,7~10为重度。

（二）两组疗效比较（见表 1）

表 1　二组疗效比较

$n(\%)$

组别	痊愈	好转	未愈	总有效率
治疗组	140(70)	57(28.5)	3(1.5)	197/200(98.5%)
对照组	90(60)	44(29.3)	16(10.7)	134/150(89.3%)

注：与对照组比较 $P<0.05$。

（三）两组疼痛改善情况比较（见表 2）

表 2　两组疼痛改善情况比较

组别		无痛	轻度	中度	重度	疼痛消失率(%)
治疗组	治疗前	18	60	52	70	84%
	治疗后	168	20	7	5	
对照组	治疗前	12	47	39	52	64%
	治疗后	96	34	10	10	

注：与对照组比较 $P<0.01$。

（四）不良反应

　　两组均未见明显不良反应。对照组出现不同程度的头晕、恶心、呕吐症状者 11 例；治疗组只出现 3 例轻度腹泻、恶心症状，2 例出现口干、便秘现象，未作任何处理自行缓解。

三、讨论

　　消化性溃疡病因众多而复杂。虽大多数消化性溃疡的病例在短期内获得愈合，但是其高发率以及少数难治性溃疡病仍然是西医目前尚待解决的难题,而中医不仅能明显改善临床症状,同时在改善溃疡愈合质量、减少复发和西药长期使用带来的耐药性、副作用,以及提高免疫力、预防复发等方面具有明显优势。

周来兴主任从多角度认识该病的病因病机,本病虽与饮食不节、情志所伤、劳倦过度、外邪客胃有关,但随着对溃疡病深入研究,认为当今环境和生活习惯的改变,饮食趋于恣腻厚味,饮酒过度易积滞化热,再复饮冷,热与寒互结,肠胃乃伤,改变既往多饥伤为食伤,此其一;生活节奏加快,心理压力较大,极易造成情志不遂,肝气郁结,横逆脾胃而加重本病诱发与复发,此其二;从现有医学角度看,是多种因素综合作用导致胃黏膜破坏因素和防御因素失衡的结果,此符合中医阴阳失调的发病观,此其三;近年来又有大量资料提示幽门螺杆菌(HP)与本病明显相关,此其四。根据脏腑生理病理特点,"胃属阳,其病多实热;脾属阴,其病多虚寒","胃为多气多血之腑",以及"久病必瘀"、"久病必虚"的观点,其病因病机多复杂,故临床表现纯虚纯实、纯寒纯热者少,而虚实寒热错杂者最为常见。所以,"寒热互结,脾虚血瘀"是溃疡病的主导病机。治疗以优化治疗方案,从整体治疗与局部治疗相结合,辨病与辨证相结合,治疗与预防相结合等多方位综合疗法入手,以"虚实兼顾,寒热并用,气血同调"法组成胃1方,方中以党参、黄芪、白术、佛手干、白芍健脾益气、疏肝和胃调节整体,增强防御功能,补其虚;用蒲公英、川连清胃解毒、抑菌消炎,以达局部治疗加强黏膜修复再生作用,与桂枝、白芍同用,温而不耗胃阴,寒而不伤脾阳。茯苓健脾化湿;桂枝、田七温通散寒,活血化瘀,有利于改善血循环和消除炎症,以提高疗效;乌贼骨、白芨、甘草制酸、生肌、护膜,消除致病因素及病理产物,达到保护因子和攻击因子平衡,阴平阳秘,精神乃治,病自愈的目的。愈后注意饮食调节,继续服用参肚汤、恩慧(胃)舒巩固疗效,预防复发。

由于本方药物非大寒大热及燥烈之品,故无刺激胃黏膜之弊,久服无副作用,又体现整体与局部、辨证与辨病的优越性,临床疗效确切,且无副作用,值得临床推广。按子午流注,择时在辰巳脾胃旺之时给药,因时而治,以充分发挥其功效,也值得进一步探讨。

参考文献

[1]周来兴等.溃疡汤治疗胃及十二指肠溃疡 210 例疗效观察[J].实用中医药杂志,1995,11(6):9~10.

[2]李乾构等.中医消化病诊疗指南[M].北京:中国中医药出版社,2006:33~37.

[3]周来兴等.参肚汤食疗抗消化性溃疡复发 96 例[J].福建中医药,2010,41(4):55.

[4]国家中医药管理局.中医病证诊断疗效标准[S].南京:南京大学出版社,1994:6.

(原载于《医学前沿》2012 年第 2 卷第 15 期,陈乐群等整理)

食疗参肚汤抗溃疡病复发疗效观察

关键词：消化性溃疡；参肚汤；维持治疗；抗复发

消化性溃疡是消化内科常见病。目前西药、中药及有效地根除幽门螺杆菌（HP）等综合治疗措施，使该病的治愈率显著提高，但其长期使用西药而产生耐药性、副作用以及反复发作仍然是目前消化内科有待解决的难点。笔者根据中医"以胃补胃"脏器疗法，自拟食疗参肚汤对96例消化性溃疡患者进行维持治疗及门诊追踪观察，报道如下。

一、资料与方法

（一）临床资料

144例皆选自1996年12月至2006年12月就诊于永春县中医院脾胃科门诊的患者，随机分为对照组和治疗组，对照组48例，男性28例，女性20例；胃溃疡8例，十二指肠球部溃疡40例；年龄17～67岁，平均35.4岁。治疗组96例，男性56例，女性42例；胃溃疡15例，十二指肠球部溃疡81例；年岁18～68岁，平均36.0岁。两组性别、年龄及一般资料均具有可比性。治疗及随访前均经H2受体拮抗剂或酸泵抑制剂和/或加上胃黏膜保护剂及抗HP常规方案治疗，后经胃镜或X线钡餐检查证实溃疡已愈合。

(二)治疗方法

对照组溃疡愈合后,停用溃疡治疗相关药物。治疗组采用自拟药膳参肚汤维持疗法。参肚汤组成:猪肚 1 个(洗净)、人参或高丽参 5～10 g、制半夏 10 g、砂仁 5 g、沙参 15 g、茶油 50 mL。将人参、制半夏、砂仁、沙参、茶油纳入猪肚内,外用线把猪肚口缝密,炖 2 小时,分 2 天服完。一星期服 1 次,服 12 次为一疗程(3 个月)。维持治疗时间以秋、冬、春季为主,一般维持治疗 1～3 个疗程之后行胃镜或 X 线钡餐检查以比较疗效,追踪观察。

二、结果

治疗组、对照组 1 年内复发率分别为 15 例(15.6%)、16 例(33.3%),5 年内复发率分别为 17 例(17.7%)、33 例(68.75%),两组复发率经统计学处理有显著性差异($P<0.05$),说明治疗组复发率明显低于对照组。

三、体会

随着对溃疡病研究的深入,认为溃疡病都伴有炎症。祖国医学则以本虚标实、寒热错杂常见。治宜补清兼施,用健脾补虚、清热化湿法治之。方中人参甘平,入脾经,大补元气,补益脾胃。据临床报道,人参可使胃痛消失,食欲增强。配入猪肚利于溃疡病饮食疗法需求,更发挥中医"以脏补脏"的特点,猪肚性味甘温,功能补虚损,健脾胃,用猪肚来治疗胃病,体现"以胃治胃"、"以胃补胃"脏器疗法的具体化,充分发挥脏器的补益和治疗作用。半夏、砂仁健脾燥湿理气,沙参益胃生津养阴,使燥不伤阴、滋不助湿,达脏腑同治,又选茶油清热化湿,收敛解毒,以达消炎护膜之功,以利溃疡面的愈合和抗复发。经与对照组的临床观察和消化性溃疡病 1 年内复发率为 30%～50%,5 年内复发率为 50%～80% 的临床报道,相比较,治疗组复发率明显低于对照组。由此可见食疗参肚汤对于抗溃疡病复发有显著疗效。同时我们在临床中,用于治疗溃疡病 48 例,治愈好转率达 89%,进一步说明食疗参肚汤对治疗和防止溃疡病复发均有良效。

(原载于《福建中医药》2010 年第 4 期,潘志明等整理)

周来兴用恩慧舒治疗功能性
消化不良症状临床疗效观察

摘　要：目的：观察恩慧舒治疗功能性消化不良症状临床疗效。方法：选取我院门诊功能性消化不良患者 156 例按就诊顺序随机分为治疗组 104 例和对照组 52 例，治疗组用恩慧舒，对照组用永春养脾散，治疗 1～4 周后进行证候（单个主症）缓解情况、总有效率的评估。结果：两组比较有显著性差异（$P < 0.05$）；主症腹胀消失率达 100%，对各证候均有显著疗效。结论：恩慧舒胶囊临床疗效确切，药性平和，无副作用，在临床上取得了较为满意的效果，也是临床调理脾胃的保健品。

关键词：周来兴；恩慧舒；功能性消化不良；临床疗效观察

周来兴主任医师，国家级老中医药专家，永春县中医院省中医重点专科（脾胃）学科带头人，福建省第三批老中医药专家学术经验继承工作导师。从医 50 余年，学识渊博，德艺双馨，长于脾胃病和疑难杂症。笔者有幸见证周师治疗胃肠疑难疾病，屡起沉疴，今将周师用恩慧舒治疗功能性消化不良经验整理如下。

功能性消化不良是一种常见多发病，患病率高达 20%～40%，占消化门诊的 50% 左右，一般症见上腹胀痛、嗳气、烧心、嘈杂、恶心、呕吐等。现在西医多采用胃动力药、抑酸剂、抗 HP 治疗、黏膜保护剂与胆碱抑制剂、调整肠道菌群、精神及饮食疗法治疗，但效果不佳，易反复发作。近年来，周师在永春养脾散基础上，结合现在人们的生活习惯的改变，主要病因已由过去的多饥伤转为多食伤，据此进一步调整组方，在临床上取得了较为满意的效果。

一、临床资料

(一)一般资料

全部病例均来自 2009—2012 年我院门诊病人,按就诊顺序随机分成两组。治疗组:104 例(男性 64 例,女性 40 例);年龄 12～71 岁,平均(40.67±12.4)岁,病程 1～4 周。对照组:52 例(男 32 例,女 20 例),年龄 11～69 岁,平均(40.71±12.8)岁,病程 1～4 周。两组病例一般资料及主要症状比较无显著性差异($P >$ 0.05),具有可比性。

二、病例选择标准

(一)诊断标准

最新诊断标准为罗马标准(2006 年),即必须有餐后饱胀不适、早饱感、上腹痛、上腹烧灼感四种症状中一条或多条,并且没有可以解释上述症状的功能性疾病。诊断前症状出现至少 6 个月,近 3 个月满足以上标准。[1]

(二)排除标准

(1)内镜检查未发现胃及十二指肠溃疡、糜烂、肿瘤等器质性病变,未发现食道炎,也无上述病史;(2)实验室检查、B 超、X 线等检查排除肝、胆、脾及肠道器质性病变;(3)无糖尿病、结缔组织病及精神病等疾病;(4)无腹部手术史。

三、治疗方法

(一)治疗组

用恩慧舒胶囊(由泉州雷恩生科有限公司配制),组方:党参、茯苓、白术、陈皮、山楂、生麦芽、生内金、砂仁、槟榔、莲子、莱菔子、肉桂、白芍、金线莲等。每丸 1 g。每次 3 粒,早晚各 1 次,口服,小儿减量,连服 2~4 周。

(二)对照组

永春养脾散(福建永春制药有限公司,批号 35020623)。每次 3 g,早晚各 1 次,口服,小儿减量,连服 2~4 周。

(三)安全性观察

(1)临床上注意可能发生的不良反应,如头晕、头痛、恶心、腹痛、腹泻、皮疹及出现较为罕见的不良反应;(2)血、尿、大便常规检查,治疗前后各 1 次;(3)肝功能、肾功能、心电图检查,治疗前后各 1 次。

四、治疗结果

(一)疗效判定标准

(1)治愈:症状全部消失,胃镜检测显示胃蠕动功能良好,幽门开合良好;(2)显效:症状基本消失,胃镜检测显示胃蠕动功能良好,幽门部可见少许十二指肠内容物反流;(3)有效:症状部分消

失,胃镜检测显示胃蠕动功能良好,或少许十二指肠内容物反流;
(4)无效:症状无改善,胃镜检测无明显变化。

(二)主要症状用药前后观察(见表1)

表1　恩慧舒治疗功能性消化不良证候(单个主症)用药前后观察

症状	病例数	用药显效 * 时间				显效例数	显效率(%)
		1周	2周	3周	4周		
腹胀	78	11	28	23	16	78	100
嗳气	24	0	8	12	0	20	92.3
反酸	30	0	8	10	6	24	80
嘈杂	24	0	6	8	10	22	91.7
恶心	22	6	8	4	4	22	100
呕吐	3	1	2	0	0	3	100
腹痛	16	0	6	2	6	14	87.5
肠鸣	20	0	4	8	6	18	90
便溏	30	2	8	3	11	24	80.7
疲倦	30	0	3	9	12	24	80
食欲不振	28	0	15	7	2	24	85.7
厌食	6	1	2	2	0	5	83.3

＊主症消失为显效。

(三)结果

(1)两组治疗后临床疗效比较(见表2)

表 2　两组治疗疗效比较

$n(\%)$

组别	治愈	显效	有效	无效	总有效率
治疗组 104	81(77.9)	12(11.5)	7(6.7)	4(3.8)	100(96.2)
对照组 52	34(65.7)	8(15.1)	4(7.7)	6(11.6)	46(88.5)

注:与对照组比较 $P<0.05$。

（2）不良反应:临床上未见明显不良反应、毒副作用;安全性检测结果表明,本品对心、肝、肾、周围血象均无不良影响,说明恩慧舒胶囊治疗本病疗效确切,无毒副作用。

五、讨论

功能性消化不良属中医"痞满"、"胃脘痛"、"嘈杂"、"反胃"的范畴。周师认为本病见症以脾、胃、肝脏为主,脾胃气机升降失常,影响胃动力功能而发病。当今人们生活节奏加快,心理压力加大,饮食习惯改变,趋于滋腻,导致胃肠功能紊乱,即所谓"饮食自倍,脾胃乃伤"。脾胃虚弱,食积阻滞,则出现上腹胀痛、烧心、嗳气、嘈杂、恶心、呕吐等脾胃症状。根据中医理论"四季脾旺不受邪"和脾胃生理特点,立补通结合、润燥同用、升降同施、寒温同治的原则,以"调节平衡",恢复脾胃功能,选用可药食同用的中药原料组合制成恩慧舒胶囊,方中参、苓、术、草补脾益气;莲子健脾固肠,补中运脾;内金、莱菔子、山楂消食化积,以助运化,使补而不滞,消而不损;陈皮健脾理气,砂仁和胃降逆,麦芽消食和中,增强胃气功能以资脾运,使浊气下降而除胀宽肠,实有调中州升降之气的作用;方中少量肉桂温中助气化又能引火归元,佐以金线莲清肝泄热,温清兼顾,使温药不化火,妙用白芍味酸微寒,养阴柔肝滋胃,使之温而不燥。全方补中有通,消中有运,温中有清,升降并调,共奏健脾消滞,理气和胃,达"调和平衡"之道,体现周师对脾胃病的治疗特点。经临床疗效观察,治疗总有效率达 96.2%,同时主症腹胀消失率达 100%,对各证候均有显著疗效,与养脾散总有效率 88.5%比较,治疗组明显优于对照组。恩慧舒胶囊临床疗效确切,药性平和,无副作用,也是临床调理脾胃的保健品,值得临床推广,已被列为泉州市科研项目。

参考文献

[1]杨春波,黄可诚.近代中医消化病学[M].福州:福建科学技术出版社,2007:241.

清清香治疗慢性疲劳综合征 38 例

慢性疲劳综合征是亚健康状态最典型的表现,目前发病率较高,并呈上升趋势。该病常常在现代检查上无明显异常,加上对该病缺乏有效治疗手段和药物,往往易被人们所忽视,给病人造成不少痛苦。笔者近年来采用自制清清香防治本病,能够减轻或消除疲劳,取得了较好效果,现报告如下。

一、临床资料

(一)一般资料

本组 38 例患者,均来自我院门诊病人,其中男性 24 例,女性 14 例;年龄 11~51 岁,平均 28.6 岁;病程 6 个月至 2 年。

(二)病例选择标准

参照 1994 年美国疾病控制中心对 CFS 的诊断标准:(1)持续或反复发作疲劳综合征,持续时间大于 6 个月,经充分休息症状不能有效缓解;(2)排除其他疾病引起的慢性疲劳;(3)头晕、头胀、头痛;(4)记忆力或注意力下降;(5)睡眠紊乱(难入眠,多梦易醒或嗜睡困倦);(6)神疲乏力;(7)工作学习效率减退。具备以上(1)和(2)(发病特点)及(3)~(7)(临床症状)中至少 2 项纳入观察标准。

二、治疗方法

　　清清香以水剑草为主要原料,加上天然香料精工研制而成,在房间内(约 20 m²)点燃清清香,每日 1 次,一次 1 支连续用 3～4 支,熏疗的时间约一个半小时,10 天为一疗程,共治 2～3 个疗程,同时嘱患者身心放松,心态平和,注意劳逸结合。

三、治疗结果

(一)疗效标准

　　显效:治疗后各主症全部明显好转或消失。有效:治疗后至少 4 项主症明显好转或消失,其余主症好转。无效:治疗后各主症无明显改善。

(二)治疗结果

　　显效 30 例(78.9%),有效 6 例(15.8%),无效 2 例(5.8%),有效率 94.7%(见表 1)。

表 1　疲倦综合征主要症状、体征用药前后观察

症状、体征	治疗前	治 疗 后				消失与显效率(%)	总有效率(%)
		消失	显效	好转	无效		
头痛、头胀、头晕	33	8	16	6	3	72	90
记忆力或注意力下降	38	2	24	12	2	63.2	94.7

续表

症状、体征	治疗前	治 疗 后				消失与显效率（%）	总有效率（%）
		消失	显效	好转	无效		
睡眠紊乱（难入眠、多梦易醒、嗜睡困倦）	38	4	26	6	2	78.9	94.7
工作学习效率减退	38	2	24	10	2	68.5	94.7
神疲乏力	38	6	20	10	2	68.4	94.7

四、典型病例

李某，女，51岁，教师，2007年3月份就诊。主诉：严重疲倦感，时头痛头胀、咽痛1年余。1年前不明原因出现易疲劳，神疲乏力，有时困倦思睡，有时失眠，间断头痛，眼干涩，记忆力减退，看书时易睡，工作学习效率减退，心悸心烦，腰酸肩痛，舌暗苔薄腻有齿印，脉细弦。体检无发现异常，诊为慢性疲劳综合征。给予清清香熏治，1个疗程后疲乏感明显减轻，夜间入睡好，头痛减轻，再2个疗程，诸症明显好转，头痛失眠消失。

五、讨论

清清香是笔者在宫廷"避秽香"配方基础上，经多年临床研究，以辛香提神醒脑、祛邪杀菌的中草药为主要原料配制而成，其香味清纯持久，不但清新空气、祛邪杀菌，而且提神醒脑，消除疲劳，提高工作和学习效率。经治疗慢性疲劳综合征38例，其显效率达78.9%，同时对各种疲劳症状消除或减轻均有显著疗效，尤其对头痛、睡眠紊乱有较好疗效,又无副作用。临床上我们还发现该方对流感亦有防治作用,有待于临床进一步验证。

(原载于《福建中医药》2009 年第 2 期)

清清香外熏治疗风热型感冒 132 例

关键词：清清香；感冒；中医药外用疗法

　　风热型感冒是临床常见证型，治疗多用内服药为主。自 2006 年 1 月至 2008 年 10 月，我们运用自制清清香外熏配合三九感冒颗粒治疗本病 132 例，并与三九感冒颗粒治疗 132 例进行对照观察，现报告如下。

一、一般资料和方法

（一）一般资料

　　全部 264 例为我院门诊患者，随机分为两组。治疗组 132 例，男 100 例，女 32 例，年龄 10～78 岁，平均（34.2±12.4）岁，疗程 3 日。对照组 132 例，男 96 例，女 36 例，年龄 12～70 岁，平均（32.7±11.8）岁，疗程 3 日。两组病例一般资料及主要症状比较无显著性差异（$P > 0.05$），具有可比性。

（二）诊断标准

　　根据国家中医药管理局 1994 年发布的《中医病证诊断疗效标准》。(1)鼻塞流涕、喷嚏、咽痒或痛、咳嗽。(2)恶寒发热，无汗或少汗，头痛，肢体酸楚。(3)四时皆有，以冬、春季多见。(4)血象：

白细胞总数正常或偏低,中性粒细胞减少,淋巴细胞相对增多。

(三)病例纳入标准

(1)符合中医诊断风热型证候标准;(2)发病后 36 小时内就诊;(3)年龄 10~78 周岁。

(四)排除标准

(1)妊娠及哺乳妇女;(2)精神病患者;(3)合并有心、肝、肾功能和造血系统严重原发病者;(4)已使用过其他药物治疗者;(5)发热在 39 ℃以上者。

(五)治疗方法

1.治疗组用自制清清香(以黄花条、水剑草为主要原料按制香工艺研制而成)外用,在房间内,点燃清清香,每日 2 次,每次 1~3 支(房间面积每 10 m² 1 支)。加内服三九感冒灵颗粒(惠州市九惠制药股份有限公司,国药准字 244021940),每次 10 g(一袋),一日 3 次,连用 3 日。

2.对照组服用三九感冒灵颗粒(规格同上),每次 10 g(一袋)开水冲服,每日 3 次,连用 3 日。

(六)疗效标准

依《中医病证诊断疗效标准》[1]中的相关标准。(1)治愈:症状消失;(2)好转:发热消退,临床症状减轻;(3)未愈:临床症状无改善或加重。

二、结果

(一)二组治疗后临床疗效比较(见表1)

表1 两组治疗疗效比较

$n(\%)$

组别	治愈	好转	未愈	总有效率
治疗组 132	98(74.2)	24(18.2)	10(7.6)	110(92.4)
对照组 132	88(66.7)	15(11.4)	29(21.9)	103(78.1)

注:与对照组比较 $P<0.05$。

(二)二组症状改善率比较(见表2)

表2 两组症状改善率比较

组别		恶风	发热	鼻塞	流涕	咽痛	咳嗽	头痛	周身不适
治疗组	例数	72	28	96	76	56	104	52	72
	消失或减轻	72	28	96	76	52	96	48	72
	无变化	0	0	0	0	4	8	4	0
	加重	0	0	0	0	0	0	0	0
	改善率(%)	100	100	100	100	92.3	92.3	92.3	100
对照组	例数	68	30	94	78	57	102	54	76
	消失或减轻	62	27	82	70	49	82	46	68
	无变化	6	3	12	8	8	20	8	8
	加重	0	0	0	0	0	0	0	0
	改善率(%)	91.2	90	87.2	89.7	86	78.4	85	89.4

注:与对照组比较 $P<0.05$。

(三)两组总有效率与时间比较(见表3)

表3 两组总有效率与时间比较

$n(\%)$

组 别	总有效率	1 天有效率	2 天有效率	3 天有效率
治疗组	110	55(50)	40(36.4)	15(13.6)
对照组	103	38(36.9)	31(30.1)	34(33)

注:与对照组比较 $P<0.05$。

三、讨论

  风热型感冒是感受风热之邪所致的常见外感疾病。临床表现以发热、恶风、头胀痛、鼻塞、流黄涕、咽红咽痛、咳嗽、周身不适等为其特征,其病程一般 5～7 天。由于感邪有轻有重,正气强弱不同,四时六气有别,故症有微甚。目前中医治疗多采取解表达邪的内服药为主,或配合西药治疗,但由于环境污染,空气不鲜,工作压力等不良因素,致使感冒往往难以在短期内痊愈,若未能及时治疗或治疗不当,病情可拖延 10 多天或 1 个月,给人们健康和工作、学习带来较大的影响。

  本研究使用清清香外熏配内服药治疗风热型感冒取得了较好的临床疗效。经治疗后一般在 1～3 天内症状减轻或消失,能有效缩短疗程,减轻缓解临床症状,对 132 例风热型感冒患者的治疗总有效率达92.4％,与对照组132 例总有率78.1％比较,有显著性差异($P<0.05$)。临床应用还发现本法对其他类型及习惯性感冒均有防治作用。

  清清香是笔者在宫廷避秽香配方基础上,经多年临床研究,选用芳香化浊、提神通窍的中草药为主要原料结合制香工艺配制而成,其香味清纯持久,通过点燃使其烟雾散在室内空气产生阵阵香气,达到避浊气,消毒杀菌,避免呼吸道感染,及防治感冒的目的。并通过嗅觉和触觉反应,来恢复身体和精神平衡,促使病情早日康复。方中黄花条气味芳香,辛微寒苦,清热解毒,现代药理研究显示有抗病毒和抗菌的作用,适用于防治流感[2]。

熏香法治疗感冒具有"简、便、廉、验"的特点,足以弥补内服汤药之不足,可避免苦寒药对胃肠的不良刺激,男女老少皆宜,便于使用,无副作用,又符合《甲型 H1N1 流感中医药预防方案(2009版)》中香熏法的要求,因此在临床有一定推广应用意义,在甲型流感的流行期间,有广阔的开发前景。

参考文献

[1]国家中医药管理局.中医病症诊断疗效标准[S].南京:南京大学出版社,1994:1.

[2]周金黄.中药药理学[M].北京:科学技术出版社,1986:57.

(原载于《中国中医药现代远程教育》2010 年第 6 期)

清清香防治时行感冒临床观察

摘　要:目的:探讨自制清清香外熏防治时感冒的临床疗效。方法:用清清香治疗时行感冒,在房间内点燃清清香,每日 2～3 次,每次 1～3 支,连用 2～3 日。结果:治疗总有效率 88.9%。结论:清清香治疗时行感冒疗效显著。

关键词:时行感冒;清清香;中医药外用疗法

时行感冒属于温病范畴,其发病特点、临床表现与流行性感冒相似。目前治疗多以内服药为主,笔者于 2009 年 8 月—2010 年 4 月,采用自制清清香防治轻型时行感冒,取得较好效果,现报告如下。

一、一般资料

全部 45 例为我院门诊患者,男 30 例,女 15 例,年龄 7～60 岁,平均 31.3 岁。

(一)诊断标准

(1)典型症状:在短期内有多数人出现相似症状,如突然发病,畏寒发热,鼻塞流涕,头痛头晕,周身酸软或酸痛,咽痛咳嗽;(2)血象:白细胞计数正常或偏低,分类计数正常或偏低,分类计数正常或有相对的淋巴细胞增多,嗜酸粒细胞消失。

(二)病例纳入标准

(1)符合中医病诊断标准;(2)发病后 12 小时内就诊;(3)年龄在 7～60 岁。

(三)排除标准

(1)妊娠及哺乳妇女;(2)精神病患者;(3)合并有心、肝、肾功能和造血系统严重原发病者;(4)已服用过其他药物治疗者;(5)发热在 38 ℃以上者。

二、治疗方法

自制清清香(以黄花条为主要原料精工研制而成)外用,在房间内,点燃清清香,每日 2～3 次,每次 1～3 支,连用 2～3 日。若预防,即在人群较多地方可视空间大小,多点几支,连用 5～7 日。

三、疗效标准

参照《中医病证诊断疗效标准》[1]中的相关标准。(1)治愈:症状消失;(2)好转:发热消退,临床症状减轻;(3)未愈:临床症状无改善或加重。

四、结果

治愈 30 例,占 66.7%;好转 10 例,占 22.2%,未愈 5 例,占 11.1%;总有效率 88.9%。

五、讨论

　　时行感冒，属于"温病"范畴。昔淑和云："凡时行者……非其时而有其气，是以一岁之中，长幼之病多相似者，此时行之气也。"说明本病病因感受非其时之疫气所致，具发病急、有传染性、人群发病症状多相似的特点，与流行性感冒相似（包括甲流）。本组患者从发病时间与甲型 H1N1 流感流行时间相近，临床症状表现也相似，只因患者症状较轻，病毒核酸检测基层不方便，未能确诊。故按中医时行感冒给予诊治。

　　中医学对流感的防治有着悠久的历史，不少方药临床运用确实行之有效，而且毒副作用小，药源丰足，价格低廉，故中医药治疗流感有其优势。笔者采用清清香外治法治疗本病，总有效率达 88.9％。同时用于预防也取得效果，在流感流行期间，用清清香在教室及诊室点燃，发现易感人群明显减少，进一步显示清清香既有治病，又有防病的作用；具有"简、便、廉、验"和免受服药之苦的特点，又能弥补内服药之不足，故是保健、防病、治病的理想之香。

　　清清香是在宫廷避秽香基础上，选用芳香避秽的中草药，经多年临床研究配制而成。点燃后，其味芳香，清纯持久，令室内空气产生阵阵香气，达到清新空气，祛邪杀菌的目的，而且具有辛香走窜，透达经络脏腑而无所不到，可解表散邪，芳香化湿，芳香避秽的作用，还有理气活血的功效。方中黄花条气味芳香，辛微苦寒，清热解毒，现代药理研究显示有抗病毒和抗菌的作用，有防治流感的功效，临床有待进一步验证。作为外治防治药，尤其在甲流流行期间，本疗法符合《甲型 H1N1 流感中医药预防方案（2009 版）》中香熏法的要求，值得开发应用。

参考文献

[1]国家中医药管理局.中医病症诊断疗效标准[S],南京:南京大学出版社,1994:1.

（原载于 2011 年《第十二届中国科协年会论文集》）

愈溃汤治疗复发性口疮 120 例

　　摘　要:目的:复发性口疮是一种常见口腔病,现代医学目前尚无满意疗法,而本文对通过愈溃汤治疗复发性口疮的临床疗效观察,探讨其效果。方法:将 120 例患者随机分为治疗组、对照组,治疗组采用自拟愈溃汤,连服 7 剂为一疗程,病情缓解后改用生姜羊肉绿豆汤维持治疗,干预其复发。对照组用维生素 B_2、维生素 C、阿莫西林胶囊治疗比较。结果:治疗组治愈率 70%,总有效率 95.9%,对照组治愈率 20%,总有效率 35%,两组疗效比较有显著性意义($P<0.05$)。结论:愈溃汤具有寒散热清、脾健胃和、疮消痛止的功能,是治疗复发性口疮的有效经验方,且无副作用,对复发性口疮有可靠的疗效。

　　复发性口疮是一种常见口腔病,属西医口腔溃疡范畴。现代医学目前尚无满意疗法。我们自 1995—2005 年,采用自拟愈溃汤为主,治疗复发性口疮 120 例,取得了满意效果,现总结如下。

一、临床资料

(一)一般资料

　　治疗组 120 例患者,均来自门诊,随机分为两组。治疗组 120 例,男性 65 例,女性 55 例;年龄 8～75 岁,平均 38 岁;病程 2～30

年。对照组 60 例,男性 36 例,女性 24 例;年龄 9～73 岁,平均 42 岁;病程 16 个月至 32 年。口疮复发诱因多为饮食不节,劳累过度,心情不畅,失眠及外感风邪。口疮复发间歇时间及溃疡持续时间无明显规律,多为不定期复发,甚者此起彼伏。

(二)病例选择标准

反复发作的口舌生疮几个或十几个,圆形或椭圆形,周围轻度充血,表面有白苔覆盖,伴有红、肿、热(灼热)、痛,流涎,有不同程度的脾胃功能失调,舌苔腻或黄或白或黄白相间,病程 1 年以上。

二、治疗方法

治疗组:服用自拟愈溃汤(太子参 15 g,制半夏 10 g,干姜 4～10 g,蒲公英 15～40 g,川黄连 3～6 g,凤凰衣 1～2 g,升麻 4～8 g,生地黄 15 g,大枣 5 枚,甘草 3～6 g)。心火加竹叶、麦冬;肝火加牡丹皮、炒栀子、龙胆草、夏枯草;血瘀加赤芍、牡丹皮、田七;便秘加大黄、槟榔、冬瓜仁;便溏加白术、鸡内金、茯苓。发作期每日 1 剂,水煎服。连服 7 日为 1 个疗程。病情缓解后,改用羊肉 120 g,生姜 30 g,绿豆 120 g,加水炖服,一星期服 1～2 次,2～3 个月无复发者停药。1 年后随访。

对照组:发作期口服维生素 B_2 片剂,每次 20 mg,每日 3 次;维生素 C 片剂,每次 200 mg,每日 3 次;阿莫西林胶囊,每次 0.5 g,每日 3 次,连用 7 日为 1 个疗程。病情缓解后减去阿莫西林,按原量口服维生素 B_2 和维生素 C 两个月。

三、治疗结果

(一)疗效标准

痊愈:溃疡愈合,临床症状消失,停药后 1 年内无复发;有效:治疗期溃疡愈合,临床症状消失,停药后仍有发作,但溃疡较前减少,疼痛明显减轻,溃疡期缩短,间歇延长,再用本方效佳;无效:用药 2 个疗程,病情无变化。

(二)治疗结果

治疗组治愈 84 例(70%),有效 31 例(25.9%),无效 5 例(4.1%),总有效率为 95.9%。对照组治愈 12 例(20%),有效 21 例(35%),无效 27 例(45%),总有效率为 55%。两组疗效相比较,有显著性差异($P<0.01$)。

四、讨论

复发性口疮属中医"口疮"、"舌疮"范围。现代医学认为,其与维生素的缺乏、植物性神经功能紊乱、内分泌失调及自身免疫、精神因素有关。其发病机理至今尚不十分清楚。中医学多从火邪上炎、火毒生疮论治,但应用清热泻火、苦寒直折药物治疗,效果不理想。我们通过临床观察,发现其与消化功能失调有密切关系。脾胃之虚愈甚,则口疮愈易发作。其因多为饮食不节、外邪内侵、七情所伤。脾胃功能失调,脾阳受损,湿浊内停,或湿浊蕴热或夹心肝之火,致中焦寒热错杂,郁而化火,灼伤口舌,终成溃疡。治以寒温并用,辛开苦降,清化口疮。方中半夏、干姜辛温祛寒,散结和阴;川黄连、蒲公英苦寒泄热和阳,且蒲公英善治疮痈又不败胃;参、枣、草补益健脾和胃;凤凰衣养阴清肺以治溃疡不敛;佐升麻甘辛之升,载药上行,清热解毒以治口舌生疮;生地黄质润而腻,性凉而不滞,入营血凉血清热又制半夏、干姜辛温燥热之性,故久服无偏弊,从而达到寒散热清、脾健胃和、疮消痛止,又助食疗羊肉生姜绿豆汤温阳健胃,和阴解毒,巩固疗效而病获愈。

(原载于《中医杂志》2005 年增刊)

临证心得

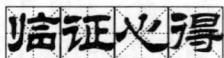

周来兴学术思想与临床经验探析

　　周来兴主任医师系全国第三批和福建省第三批老中医药专家学术经验继承工作指导老师,省名中医;从事中医 50 多年,精于理论、勤于临床,对内科疾病,尤其脾胃病多有建树,其临床辨治思想充分体现了中医整体观与脾胃学说在治病中的作用;著有《蔡友敬医案》、《骆安邦论医集》、《周来兴医学文集(一)》、《疑难病症临床经验》、《佛手茶养生》。我有幸跟随周来兴老师临床,并得到指导启迪,受益匪浅,现将其学术思想和临床经验特点略作浅述。

一、妙用经方,重于辨证

　　周老师对经典有较深的研究,对古今名家学术经验也非常重视。他既学书而不唯书,从不局限于既学领域,而是广泛涉猎、深造细研,博采众长,把所学的医学知识和经验融入实践中,并在实践中继承挖掘,不断加以创新,在辨证中常妙用经方。如对《金匮要略》有关痹症的研究,他结合自己的临床经验,总结治痹八法,运用于临床,随证加减,不但对痹症有效验,对其他病症运用得当,也获得显著的疗效。使古方新用不乏其例。如用防己黄芪汤治疗肩凝、类风湿关节炎、风湿性心脏病、慢性肾炎、多汗症等屡收奇效。

现举例说明：陈某，男，48 岁，患慢性肾炎 10 余年，历求数医，多次住院治疗，病情时轻时重，近一个月来症状加重，面色苍白，下肢浮肿，按之没指，尿少，腹胀，纳差，自汗，恶风，舌淡苔腻，脉浮沉按无力，小便检查尿蛋白（＋＋＋）、隐血（＋），示慢性肾炎。周老综观病情，认为久病必虚，为气虚湿盛所致，治宜宣肺健脾益肾，补气活血利水，方用防己黄芪汤加味：防己 10 g、白术 15 g、黄芪 50 g、炙甘草 3 g、益母草 20 g、芡实 30 g，水煎服。先后以此方加减调治 3 个多月，顽疾获愈。

按：防己黄芪汤是《金匮要略》方，用于治疗风湿表虚证，并未指出治疗肾炎。然周老在实践中善于辨证，认为凡属于气虚湿着致病者，投用本方加减，均能收到异病同治的疗效。本例症见浮肿，尿少，腹胀，纳差，自汗，恶风，舌淡，脉浮沉按无力为主要临床表现，与《金匮要略》湿病脉证条文"风湿脉浮身重、汗出恶风者，防己黄芪汤主之"汤证合拍。方中黄芪益气利水，防己去湿，白术佐之，与黄芪同用，使气壮血行而水湿自退。妙加益母草活血利水，芡实健脾益精祛湿，故用之效验。

周老认为辨证论治是中医特色，不但在初诊时应注意四诊合参，详于辨证，且在整个病程中均要细细观察，方能遣方用药切到病机。例如他诊治一例胁痛的病人。张某，男，62 岁，左侧胸腹反复抽痛难忍，伴灼热感 1 年余，经多家医院全身体检无器质性疾病，均按神经痛治疗，未能治愈。近日来疼痛加剧，以止痛药度日。诊之舌质暗红，边有瘀斑，苔薄腻，脉弦滑，左关带涩，局部无压痛，二便正常，情志稍烦躁。周老认为在无病可辨时，当以辨证为主。舌暗红边有瘀斑为瘀血之征；脉弦主肝，脉涩为肝郁气滞；烦躁系肝郁化火之象；痛灼热感则为瘀热之候；其痛病位为肝经循行之处，辨证为肝郁气滞，气血不通，治宜疏肝解郁，理气活血止痛。方用四逆散加减：柴胡 6 g、枳实 10 g、白芍 80 g、川楝子 12 g、元胡 10 g、板蓝根 15 g、甘草 6 g，仅服 8 剂而愈。四逆散虽是《伤寒论》主治少阴阳郁证，但周老取其疏畅气机之功，用于肝经郁滞。方中白芍量大与甘草配合达缓急止痛,又金铃子散助理气止痛之力,妙用板蓝根清肝之郁热,使方药与病症相合,见效神速。

二、重视脾胃,善调气血

根据中医学"土为万物之本"、"脾旺四季不受邪"、"内伤脾胃,百病由生"的理论,周老认为脾胃为后天之本,气血生化之源,气机升降之枢纽,在人体生命活动中占有重要的地位,与一切疾病发生有密切关系。周老结合几十年的行医经验,认为当今人们生活环境、饮食习惯的改变,脾胃病的主要病因也产生变化:精神压力大则肝郁乘脾,恣食酗酒则伤胃,冷饮凉食则损伤脾阳等成为内伤脾胃的主要因素,致使脾胃运化失常,损及内脏,体质下降,富贵病之势突显,故而提出"调中州,安五脏"的学术观点[1],以健脾和胃,消食助运,振生化之源,增强体质,达到有病治病,无病防病,养生健体的新观念。临床上强调五脏有病,当从脾胃论治。周老以此治愈不少先天性心脏病、风湿性心脏病、急慢性肾炎、尿毒症、肝硬化、肿瘤等疑难杂症。

如周老治一例骨髓异常增生综合征。陈某,男,65岁,患头晕、乏力、心悸、浮肿、皮下紫斑,经省级医院诊为骨髓异常增生,给化疗2个疗程,因体弱难再接受化疗,初诊见少气懒言,面浮苍白,头晕,纳少,眠差,口稍苦而干,大便量少,小便微黄。血常规:WBC 18.3×10^9/L,HB 5.0 g/L,PLT 62×10^9/L。舌暗淡有齿印,苔白腻微黄,脉细数,右关沉按无力。证属脾肾两虚,气血不足,邪毒内蕴,治宜健脾益肾,活血解毒。方予异功散加味,太子参15 g、白术10 g、茯苓15 g、陈皮10 g、黄芪15 g、红枣6 g、麦芽15 g、黄精15 g、女贞子10 g、丹参15 g、鸡血藤15 g、红花3 g、白花蛇舌草15 g、甘草3 g,以上方加减,调治半年,难病则愈。周老认为正虚与邪结是本病的关键。治用健脾益肾以扶正,重在甘温补中，从脾胃立论，以化气血之源；祛邪又在健脾化湿活血祛毒之中，体现"中土安和，天地位育矣"的思想。方中又选用具有抗癌作用的白花蛇舌草及提升血小板作用的鸡血藤，体现周老善用现代研究成果及丰富的辨证用药思路。

周老认为人之生命存在，在于气血运行通畅，循环不息，若气血逆乱，病由此生。治法宗《内经》"疏其血气令其条达，而致和平"，强调气和血在治病中的作用。如他用参七粉治疗冠心病150例，总有效率达93.4％。冠心病属胸痹之畴，多因气血不通所致，西洋参补气生津以行血，配三七祛瘀通络、活血养血，以改善心肌供血、供氧作用。气血通畅则胸痹自愈。对脾胃病也常以调气和血，用其治法中。认为胃是多气多血之腑，易出现气滞血瘀和脾虚湿阻之象。在辨证论治中，周老习用党参、黄芪、佛手、田七、陈皮、元胡配入方中，以补气理气活血化瘀来提高治愈率。

三、治脾胃病，突出调和

周老根据《内经》"谨察阴阳所在而调之，以平为期"的观点，认为脾属阴主升主运化喜燥，其病多虚寒，以运为补；胃属阳主纳主降喜润，其病多实热，以通为用的生理病理特点，治脾胃病突出调和之法，以调节脾胃之间和阴阳之间的协调平衡，达到"阴平阳秘，精神乃治"的目的。在具体治疗用药上，周老提出燥湿与滋润相济，升降同施，寒温并治，气血同调，补通相合，以平为期，以适其度，掌握升之勿亢、降之勿陷、燥之勿刚、润之勿腻、温之勿燥、清之勿寒，不偏不倚，无过不及，使古人的"中和之道"的观点进一步发挥，成为其治疗脾胃病的用药特点[2]。如用食疗的参肚汤（高丽参、沙参、半夏、砂仁、何首乌）抗溃疡复发，疗效显著[3]，方中以高丽参、半夏、砂仁益气燥湿健脾，配沙参、何首乌滋阴养胃，使脾得阳则运，胃得阴则自安，燥与润相济。他还根据以上组方原理，创胃 1 号、2 号、3 号方治疗胃肠病。其胃 2 方(党参 15 g、半夏 10 g、红枣 6 g、蒲公英 15 g、黄连 3 g、莱菔子 15 g、田七 4 g、白芍 15 g、甘草 3 g)就是根据脾为阴脏多寒,胃为阳腑多热,"阳盛则热,阴盛则寒",两者相互影响,而致寒热错杂的临床证候,法当寒热并治,方中以党参、红枣甘温益气补其虚;蒲公英、黄连苦寒清胃泄热;白芍、甘草酸甘化阴和阳;莱菔子、三七消食运脾祛瘀和血。整方寒热并用,苦降辛开,温阳和阴,补通结合。故气机自然升降得调,寒热得清,气血调和,邪祛正复,脾胃调和则胃病自安。周老常用此方加减治疗慢性胃炎、消化性溃疡、口腔溃疡、白塞氏病。若寒偏重加肉桂辛温散寒,健胃温中;热偏盛加白花蛇舌草清热消炎,调和寒热,纠其所胜,达到平衡。由于组方严谨,温无大热,寒无大苦,阴阳调和,药性平和,疗效确切。经临床治疗 245 例慢性胃炎,总有效率达 95.32%[4]。

四、人以气为本,调以气为先

天地之间的一切事物实际上都是一团气在不停地转,就像太阳东升西落一样,升降回旋,如环无端,构成一气周流,以生万物。而人身是一小天地,同样体内有一气周流。气者,一身之主,有升有降,有出有入,内无七情所伤,外无寒暑所犯,则一气周流百骸疏畅,维持人体生命生生不息。如有七情所干,寒暑所犯,气机窒碍则气血逆乱,病由此生,正如《内经》所言,"出入废则神机化灭,升降息则气立孤危"。故有"百病生于气"之说。据此,周老临床重视气的作用,认为一气周流,气机畅达,百病不生,一有郁滞,诸病丛生,治当调气机为先。而气与脏气相关,气之升在于肝气与心气,气之降在于肺气、肾气,脾胃之气位居中焦成为肝、心、肺、肾升降的枢轴,而气之升始于肝木,肝之疏泄斡旋周身阴阳气血,调节精神、气机、水谷运化。一旦肝失常度则阴阳失调,气血乖违,于是气

滞、血瘀、痰生、火起、风动,诸病从生。他认为气机畅达,其他方面
的障碍均可减轻或消失。所以多数病症可以通过调气机、疏肝郁
来治疗,临床辨证不论运用何法,均可配以调畅气机。

调畅气机,周老首选四逆散,认为方中柴胡具有生发之气,调
肝解郁,能较好疏通升散之气,把体内郁滞之气疏通;枳壳代替枳
实作用相对缓和,其味苦,能降能下,行气散结,与柴胡同用则一升
一降,合而周流;白芍偏于敛润,有护阴柔肝收敛,与柴胡配伍,一
升一敛,以防肝气太过而暗伤肝血;与甘草缓急和中,调和诸药,使
气者升降行散有度,周流畅通无阻,所以周老在临床上广泛运用调
气之法。例如用四逆散加丹参、檀香、田七活血行气治疗冠心病、
心绞痛(气滞血瘀型);用四逆散合异功散疏肝和胃治疗慢性浅表
性胃炎(肝郁脾虚型);用四道散合痛泻要方补土抑木治疗结肠炎
(肝胃不和型);用四逆散加郁金、茵陈、金钱草、鸡内金疏肝利胆治
疗胆石症(肝胆湿热型);用四逆散合四物汤调气血治疗月经不调、
痛经(气滞血虚型)等,均取得效验。

同时将四逆散用于男性病,也获得很好疗效。如一例阳痿患
者,陈某,男,36 岁,2013 年 10 月 10 日初诊,患者半年来精神压力
较大,情志不遂,阳举不坚,同房力不从心,导致夫妻不和,精神抑
郁。胸闷胁胀,遇事易怒,头晕心悸,失眠多梦,腰膝酸软,四肢欠
温,查阴茎松弛,舌边红苔薄黄,脉沉弦尺弱。初投温肾壮阳,填精
补髓剂 10 余贴,除腰酸膝软好转外,余症依故。后周老揆度病机,
此证当系情怀不畅,气机逆乱,伤及心、肝、肾,宗筋失养所致,治宜
疏肝解郁,通络兴阳,宁心定志,荣养宗筋。方用四逆散加味:柴胡
6 g,枳壳 10 g,白芍 15 g,五味子 10 g,菟丝子 10 g,车前子 10 g,
甘杞 10 g,覆盆子 10 g,远志 10 g,当归 8 g,丹皮 10 g,甘草 6 g,蜈
蚣 2 条研细末冲服。服药 6 剂后,诸症悉减,阴茎有欲勃之势,效
不更方,嘱其继服原方 12 剂后,诸症悉瘥,阴茎勃起坚而有力,同
房能成功,夫妻言归于好。撰此方意:方中以四逆散疏肝解郁,以
五子衍宗汤填精补髓,疏利肾气,以白芍、当归、丹皮养肝经之血;

远志宁心定志;妙用蜈蚣一味,取其入肝经,走窜力速,内至脏腑,外达经络,以开肝经之气血郁闭,使肝气条达,肾气疏利,疏泄正常,经络畅通,气血得行,宗筋得养;甘草培补中正,以后天养先天,诸药协同,气血兼顾,经脏同治,有补有通,寓通于补之中,共奏疏肝解郁、补肾宁心、通络兴阳之功,阳痿自能痊愈。

参考文献

[1]周来兴,周艺,陈仰东."调中州,安五脏"理论源流与临床应用[J].福建中医药,2012,43(5):5~7.

[2]陈仰东,潘才丕等.周来兴治疗脾胃病用药特点[J].中国中医药现代远程教育,2010,8(17):5.

[3]周来兴,陈仰东等.参肚汤食疗抗消化性溃疡复发96例[J].福建中医药,2010,41(4):55.

[4]潘才丕,陈仰东等.周来兴运用胃2方治疗寒热错杂型慢性浅表性胃炎[J].福建中医药,2012,45(3):26~27.

(原载于《福建中医药》2014 年第 4 期)

周来兴治疗病毒性肝炎经验

周来兴主任医师为全国第三批老中医药专家学术经验继承工作指导老师。从医 40 余载,擅长内科,尤对肝胆、脾胃等疑难病症的治疗有独到之处。现将周老师治疗病毒性肝炎经验介绍如下。

一、审病求因,重在湿热

肝炎系由病毒感染而引致。中医则为"湿热",周老师认为,肝炎不论黄疸型和无黄疸型,其致病因素都是以湿热为主。肝炎的病原在人体的反映是"湿热",因此,湿热蕴结贯穿于本病的始终,即使是肝肾亏损阶段,也可少兼湿热残留,只是在各期表现为轻重不同而已。湿热在急性期表现尤为突出,以清热利湿为治疗大法,清热有消炎解毒、减轻肝脏损伤的作用;利湿有渗利小便,增加排除黄疸的作用。但在临床中可出现热重于湿,湿重于热,湿热并重及入气入血、三焦部分之不同。治疗时须权衡湿热的孰轻孰重及部位之异,从而掌握清热利湿的分寸,或配理气、活血、清利三焦等,随症灵活确立治则,选择方药,切不可千篇一律。

(一)辨湿热轻重

(1)热重于湿:湿热症兼见,口渴、烦躁,苔黄腻,脉弦数为主,治以清热为主,兼以利湿,方选周氏三根汤(苦参根、山豆根、白茅根),加蒲公英、丹参、赤芍、六一散等。(2)湿重于热:湿热症兼见头身困重,腹胀,便溏,苔白腻,脉沉滑。治以利湿为主,兼以清热,周老师常用六一散加薏苡仁、茯苓淡渗利湿,以滑石甘淡性寒,淡以渗湿,甘以和胃,滑以利窍,寒以清热,故上能清水源、下可通水道,使湿热之邪从下渗泄,甘草泻火解毒,缓和药性,以制滑石之寒滑,尤其薏苡仁一味,健脾而不伤中,利尿而不伤正,殊为适宜。(3)湿热并重:纳呆,恶心,厌食油腻,发热心烦,尿黄短少,舌苔黄腻,脉滑数,治以清热利湿,兼以解毒泻火,方选茵陈蒿汤加减(茵陈、炒栀子、酒大黄、蒲公英、六一散、板蓝根、藿香)。

(二)辨在气在血

(1)湿热入于气分,胆汁尚能循常道而泄外,故不出现黄疸,而以肝气郁结多见。治疗上清利宜轻,偏于治气,如四逆散、逍遥散加茵陈、白茅根、郁金、薏苡仁之品。(2)湿热入于血分,血脉瘀阻,蕴毒生痰,瘀阻血络,熏蒸肌肤而发黄疸,除黄疸外,舌质红、暗红,苔黄腻多见。治疗上清利宜重,偏于治血。常用生地黄、牡丹皮、赤芍、白茅根、藕节等凉血活血;配丹参、白芍、泽兰、红花、郁金以养血而不助热,活血而不留滞。

(三)辨三焦

湿热浸入三焦,一般以偏于中上二焦、中下二焦和弥漫三焦为多见。治宜清利三焦,以宣上、导下、宽中,疏肝利胆,调理脾胃,使湿热之病毒之邪,由上、中、下三焦分而解之。若偏于上中焦见恶寒发热等表现宜宣上透表,以麻黄、连翘、杏仁、茵陈之品开泄湿热。偏于中上二焦主要是看舌苔,如苔白、黄或腻,并以恶心、厌油腻、纳呆、身重乏力为多见,其治以芳香化浊为主,如藿香、制半夏、瓜蒌皮、苏叶、佩兰、杏仁、金银花、橘红等;湿热偏于中下二焦,主要看大小便,如尿黄短少、大便燥结,随症选用茵陈蒿汤化裁;若湿热下注膀胱,症见尿黄、尿赤、尿频、小腹急痛,尿道灼痛等,选用茯苓、薏苡仁、六一散、芦根、车前草甘淡渗湿,使湿从小便而去;若湿热下注大肠,见腹痛、泻痢、里急后重、肛门灼热等,用白头翁或葛根芩连汤化裁;若湿热弥漫三焦,则为病情危重之象,如"急黄",此应中西结合救治。

周老师在治湿热时,除了辨证,还特别强调清热利湿须防伤阴阳、苦寒药须防伤脾胃。认为本病虽以湿热为因,但若加大苦寒清热之剂,非但无益反而伤脾,则湿热难化,以致留恋不去,同样造成湿热未清,余邪残留局面。因脾主运化,湿热产生多由脾阳不运,湿郁化热引致,故清热利湿时要重视运脾,脾健运,湿除热无以化,故清热用苦寒不可过剂,若苦寒太过则重伤脾阳而湿愈剧易生变症。周老师在用夏枯草、蒲公英、苦参根、茵陈、栀子清热时,多用白茅根、车前草、藿香、砂仁、陈皮以利湿、芳香、化浊,健脾以顾护脾胃。利湿则易伤阴,阴愈伤则热易生,故利湿药宜以甘平的芦根、白茅根、茯苓为主。热重于湿时加沙参、石斛、薏苡仁之类以防利湿伤阴。正如岳美中所云:"久久清热则伤阳,久久利湿则伤阴。"故用药不宜过多、不宜过长,并刻顾脾胃护胃阴,使湿热得清利,脾胃又无损,病自易除。在慢性期中虽有虚证,但仍应视不同表现配合清热利湿以祛除余邪,谓之"除恶务尽",否则"炉烟虽熄,灰中有火",稍有不慎,则星火未尝不燎原。

二、谨守病机,从血论治

肝在生理上具有主疏泄条达气机,主藏血调节血液的功能,在病理条件下则易郁易滞,易涩易阻,从而影响气血运行而致瘀。若肝气郁结气滞,导致血瘀,湿热蕴结(或湿热之毒伤肝、邪入血分瘀结肝络),瘀阻于肝,或久病入络,气血运行受阻,均可致血瘀。正如朱丹溪所云"血受湿热,久必凝浊"和叶天士所云"大凡经主气,络主血,久病血瘀",此与肝脏细胞组织损伤、微循环障碍的基本病理变化相吻合。故活血化瘀是治疗肝炎的基本疗法。现代药理研究表明,活血化瘀药能减轻炎症病灶的病变,调整机体的免疫系统以及改善肝脏的血液循环和肝功能,促进肝细胞再生与修复。临床观察发现,活血能加快黄疸消退,有利肝脾肿大的软缩及肝功能的恢复,缓解肝区疼痛。而选用活血化瘀药当分虚实、轻重。血虚侧重,轻度血瘀,治以养血和血化血,药选作用平和之丹参、赤芍、当归、白芍、益母草、泽兰;血实侧重,血瘀较重,治以破血逐瘀为主,药选桃仁、红花、三棱、莪术。对"慢性肝炎"有络阻瘀热现象,周老师习用丝瓜络、土鳖虫入肝通络,走窜经络治之;对久病络瘀,常用疏肝和络之桃仁、柴胡;肝脾肿大,则选当归、白芍、丹参、鳖甲、牡蛎配活血、化瘀、化痰之品;并重用赤芍、牡丹皮配入辨证方中治疗肝炎,每收良效。现代药理研究证明,赤芍有降低血黏稠度及抗菌、抗炎、利尿、保肝等作用;牡丹皮有良好抗乙肝病毒的作用。在应用活血化瘀药时须结合具体的病情进行适当加减,如血瘀与气虚并存者加用补气药如生黄芪、太子参助血行;血瘀与肝阴虚并存者配养阴柔肝之白芍、枸杞子、旱莲草,疗效更显著。

三、扶正祛邪,提高免疫

《内经》说:"邪之所凑,其气必虚。"又说:"正气存内,邪不可干。"说明古人很早就重视机体的内在因素,即抗病能力,在治疗肝炎除了适当地清热利湿、解毒、活血祛瘀外,更重要的是如何提高机体的免疫力,产生大量的抗体与全部抗原结合,消灭病毒,使机体康复,这对于慢性肝炎或病程缠绵的患者更具有临床意义。扶正的方药如健脾柔肝的归芍六君汤、柴芍异功散、逍遥散,滋肾养肝的一贯煎、滋水清肝汤、六味地黄丸等均能提高机体的抗病能力,使正气充沛,邪去病安,临床上灵活选用此类方药有助于肝炎早日治愈。此外,尚须重视患者的精神因素,医生多做一些思想工作,使之树立信心,消除顾虑,心平气和,达到畅达其情志,"疏其气血,令其条达,而至和平"的目的,促进患者早日康复,从某种意义上说,这也可以看作是扶正的方法。

　　此外,周老师在治病时还注意因人因时施治,如小孩因脏腑娇嫩,用药易伤脾胃,常用麦芽、鸡内金、白术、神曲加入方中以顾护脾胃;对成人病程较长,恢复慢,且多与情志有关时,加柴胡、郁金、青皮、麦芽疏肝解郁,调达情志;老人气血衰少,用药多兼顾调补气血,如黄芪、党参、枸杞、当归之类。

　　　　　　　　(原载于《中国中医药现代远程教育》2004 年第 3 期)

周来兴治疗脾胃病用药特点

关键词:老中医继承;脾胃病用药特点;周来兴

周来兴主任医师是国家级老中医药专家,第三批全国老中医药专家学术经验继承工作导师,我院省脾胃重点学科带头人,行医40余年,主治内科,擅长脾胃病,学验俱丰。认为脾胃为后天之本,气血生化之源,气机升降枢纽,在人体生命活动中占有重要地位,与一切疾病发生有密切关系,故有"四季脾旺不受邪"之说。脾主运化水谷,胃主受纳腐熟,其功能相当于消化系统,涉及消化、吸收、代谢等功能。

根据脾胃生理功能,周老师认为脾和胃,一脏一腑,互相依存,互相制约,有着脾恶湿、胃恶燥,脾宜升、胃宜降,脾主运化、胃主纳谷的特点。而湿与燥、升与降、腐熟与运化是对立统一的。正常脾胃功能是在这矛盾的统一对立之中,取得动态平衡的结果,失去平衡则病生。故治以调节脏腑平衡,达到"阴平阳秘,精神乃治"的目的。在具体治法中,周老师的用药注重以下四个方面。

一、燥湿与滋润同用

脾主燥,得阳则运;胃主润,得阴自安。临床注重"燥湿温阳化之,滋阴润降柔之"的原则。燥湿以苍术、半夏、厚朴、砂仁、白蔻为主;滋润则取凤凰衣、白芍、沙参、玉蝴蝶、石斛之品。周老师对糖尿病者配用苍术与元参一燥一润治之;抗溃疡病复发用高丽参、沙参益气养阴,配砂仁、半夏健脾燥湿,佐以猪肚食疗养之;治萎缩性胃炎常用芍药甘草汤加乌梅酸甘化阴配六君子汤加田七、元胡补脾化湿,活血祛瘀疗之;便秘由肠腑失润引致者则取生白术、枳实健脾行气,配紫菀、桔梗宣肺润下,开天气以通地道。

二、升降同施

脾主升清,胃主降浊,脾升则健,胃降则和。若脾气失健不升,胃气失和不降,湿、痰、瘀诸邪内生,诸症迭起,当脾胃同治。治脾以燥药升之,治胃用润药降之。升者常用升麻,柴胡、苍术为主,其中升阳多选黄芪、白术、防风,升清则取葛根、荷叶之属;降者当以代赭石、沉香、枳实、苏梗、白芍、百合、紫菀等。在临床上善用四逆散加减治疗胃肠病,取枳实、柴胡升降并用;白芍、甘草刚柔相济,以疏肝和胃,升清降浊,宣通郁滞,达到以通为补的目的,治疗肝胃不和、气机不畅之慢性胃炎、溃疡病、结肠炎、功能性消化不良。虚寒者加党参、白术、肉桂、干姜温之;湿盛者二术燥之;热者,蒲公英、蛇舌草清之;气胀者,佛手干、莱菔子消之;气逆者,半夏、代赭石降之;瘀者田七、元胡活之,无不随心应手。对内科杂病亦多取此法,以柴胡、半夏疏肝和胃,配柿蒂苦涩降气治呃逆诸症;以补中益气汤加枳实、半夏治中气下陷、脏器下垂等症;以厚朴三物汤加大黄升降气机治疗急性肠梗阻;以升麻、葛根与石膏清热降火治胃火上冲之头痛、牙痛;以葛根与大黄、半夏升清降浊治早期尿毒症。

三、寒温并治

脾为阴脏多寒,胃为阳腑多热,"阳盛则热,阴盛则寒",两者相互影响,多呈寒热错杂的临床表现,治当寒热并治。代表方以半夏泻心汤为主。周老师常用此方加减治疗慢性胃炎、消化性溃疡、反复性口腔炎、白塞氏病。若寒偏重加肉桂(去皮后下)辛温散寒、健胃温中;热偏盛加蒲公英清热消炎又不败胃。又常用吴茱与川连苦温降火治口舌生疮久不愈;半夏与蒲公英、黄芩温清消痞除痞症;桂枝与蒲公英温通清热疗溃疡病;干姜与川连温中通腑、清热燥湿清结肠炎;生姜与佛手茶温胃止呕、清热消炎,治疗急、慢性胃肠炎。

四、补通结合

胃以通为补,脾以运为补,故胃宜通不宜滞,脾宜升不宜泻。代表方有六君子汤、补中益气汤、参苓白术散等。药用白术与枳实,一补一消,通补合用治疗消化功能低下;白术配内金,高丽参配神曲健脾消食治疗消化不良;白术与苍术,一健脾祛湿、一燥湿健脾,补多运少则白术量多苍术少,运多补少则苍术量多而白术少,治疗慢性肝炎、肝硬化之脾虚湿阻症。

脾胃病常年均可发生,且无年龄、性别之分,与人体禀赋、饮食习惯、七情相关。故治疗上必须权衡利弊,分清轻重缓急,无论是补是通,是升是降,是燥是润,是温是清,必须审因辨证,用之有度。升之勿亢,降之勿陷,燥之勿刚,润之勿腻,温之勿燥,清之勿寒,以达"中和之道"及"度",即阴阳平衡之理。同时还应注意疏肝、宣肺,补火生土及理气活血之法配入其中,视病随证而施治。尤其是,理气活血是治胃病中不可少的方法之一,应贯穿病之始终,此乃胃病多缠绵,"久病必瘀"、"久病入络"之故也。

(原载于《中国中医药现代远程教育》2010年第17期)

周来兴中药炮制经验

名老中医周来兴是第三批全国名老中医药专家之一,他不但有丰富的临床经验,而且对中药炮制也颇有研究,现就周老的经验做如下介绍。

一、姜梅陈皮

陈皮性温,味辛微苦,入肺、脾经,具有行气健胃,燥湿化痰之功,用于胸胁胀闷,噎隔呕吐,咳喘痰饮。是药用中最常用之品,如经特殊炮制药效更佳。

炮制方法:先取橘皮(干),将其苦涩味进行弃除处理。用乌梅、生姜煎汤去渣,取汤汁与醋(永春老醋者为佳)调匀,然后投入上处理后的橘皮,熬至药汤吸尽为度,捞起晒干即得。成品性状:成品呈黑色。炮制作用:增强消痰、和胃、理中、解郁、降逆作用。功效:消痰和胃,理中消食,生津醒酒,降血脂。其中陈皮味苦性温,理气开胃,祛痰消胀;生姜性温,开胃止呕;乌梅味酸,止渴生津;醋味酸苦温,收敛,解毒,理气。

姜梅陈皮与一般陈皮所不同的是具有一定解暑、解酒和降血脂之功,其作用大大超过一般陈皮的作用,而且对一些酒醉之人也是一种很好的解酒方法,对血脂高的患者,是一种口感好的药物,且在具体的应用上也确实起到了不错的效果;同时也是饭后佐茶的佳品。

二、马钱子

马钱子味苦性寒,有大毒,具有散结消肿,通络止痛之功,用于咽喉肿痛、小儿麻痹症、关节炎等。因其有大毒,为历代医家所慎用,然周老却是经常用此药来治疗一些疑难杂症,且取得的效果极佳。历代对马钱子的炮制都是用砂炒或是直接用油炸,周老多是用其父辈所传下来的方法进行炮制。

炮制方法:取拣净的马钱子加水煮沸,捞出马钱子,然后再用清水浸泡4天,每天换水2次,捞出刮去绒毛,切成薄片晾干,另取少许油置锅内加热,后投入马钱子片,炒至微黄色为度,取起放晾。炮制作用:制后可降低毒性,减少副作用。

马钱子是一味有毒的药,一味让历代医家慎用的药,然其却又是一味治疗范围很广的药物,其对中枢神经系统具有兴奋作用,能促进人体淋巴细胞的分裂,能增加消化机能,增加食欲,还有抗菌作用等。周老用马钱子治疗关节炎,无论是让患者内服还是制成膏药让患者外用,都取得了很好的疗效。周老也曾做了统计,用马钱子治疗风湿性关节炎59例,治愈28例,显效23例,好转6例,无效2例。

三、蜂房

香港脚是一种顽固难治的皮肤病,很多人都苦于其瘙痒难忍而又无办法治愈或缓解。而周老用蜂房来炮制治疗香港脚并取得一定的疗效。

炮制方法:将蜂房拣净杂质,挑去房心的蜂卵,洗净,剪成小片,浸入食醋内,用文火煎煮至半斤,冷却装瓶待用。用法:用棉花蘸取药液涂抹患处。

四、地龙

地龙性寒味咸,其功效清热镇痉,通络利水,主治高热抽搐、喘咳、半身不遂、小儿惊风、关节疼痛、小便不利等。一般炮制方法是洁净泥沙,切横段片,晒干;将细砂入锅炒热,倒入地龙片,烫至体松胖为度,倒出,筛去细砂,晾干。而周老则根据不同病症而采用不同炮制方法。若治中风后半身不遂,或肢节疼痛,即取净地龙段片,加黄酒拌匀略闷,入锅用微火炒至棕黄色见焦斑时,取出摊凉,通过酒炒矫味,并增强其通络的作用,临床疗效更显著。另一种炮制方法是取净地龙段片与蜂蜜炒,先将蜂蜜放入锅内微火煮至蜂蜜为黄色,即浓缩滴水为珠之时,倒入地龙干拌炒至不粘手为度,取出摊凉。经此炮制后不但能矫味,且能增强解痉、润肺止咳喘之功效,用于治疗咳喘或支气管哮喘甚效。

以上是周老对四味药的炮制的方法,经临床应用都取得了很好的效果,且炮制比较简单,有其一定的特色。由此我们这些学医的学生不仅要学好看病开药,也要学习了解药物的炮制,才能很好地用于处方中,使其发挥疗效。再者,药材公司、医院药房也更要重视炮制,从而更好地发展中医事业。

(原载于《世界中医药》2009 年增刊)

男科治验三则

一、性欲亢进

张某,男,30岁,1990年7月28日初诊。

患性欲亢进2年。曾用镇静药和雌激素治疗未见显效。近两个月性欲出现过多、过快、过剧现象,几乎天天夜晚均需性交,否则难以入眠,甚则一夜性交2~3次也不满足,其妻难以接受,继则在外寻欢,因此被处分让,精神苦闷而再求医。自诉:见到美色之女则心动,思欲,夜与妻同床则阳举施泄,心烦易怒。舌红苔薄黄,脉弦细略数。此为阴虚阳亢,相火妄动。治以滋肾清肝宁心,佐以活血。用知柏地黄汤加味。

处方:淮山30 g、茯苓20 g、生地15 g、丹皮10 g、山茱萸10 g、泽泻10 g、知母8 g、黄柏10 g、柴胡6 g、龙胆草10 g、麦冬15 g、枣仁15 g、川连4 g、丹参20 g、赤芍8 g。连进6剂,性欲降低,诸症悉减,嘱再服6剂并用知柏地黄丸调理半个月,病告痊愈。随访半年未复发。

按:阳事与肝、肾、心有密切关系。正如《广嗣纪要》所说:"阳道奋昂而振者,肝气至也,壮大而热者,心气至也,坚劲而久者,肾气至也。"故肝、肾亏虚则相火妄动,心火亢盛则性欲亢。方中以知柏地黄汤滋不足之阴,抑亢盛之阳。佐柴胡、龙胆草、清肝泻火;麦冬、酸枣仁、川连清心安神;丹参、赤芍凉血活血。全方共奏滋阴降火,清心安神,凉血活血,药证相合,故获效迅速。

二、精索静脉曲张

洪某,男,39 岁,工人。1992 年 9 月 8 日初诊。

病缘于今年 3 月睾丸碰伤,又因房事过频,嗣后感阴囊疼痛,经市级医院确诊为"精索静脉曲张"。曾用西药治疗乏效,建议手术治疗,患者恐怕手术而求中医治疗。刻下见阴囊胀大,局部紫红且痛,静脉呈丛状扩张、弯曲、伸长,平卧后曲张的静脉缩小。触诊可扪及蚯蚓状曲张性静脉团。舌质暗红苔腻微黄,脉弦滑略数。此为肝肾不足,湿热下注,瘀血阻络。治宜滋肾养肝,清热化湿,行气活血。

处方:淮山 30 g,茯苓 15 g,生地 15 g,泽泻 10 g,丹皮 10 g,山茱萸 10 g,丹参 30 g,王不留行 12 g,小茴 6 g、川楝 15 g,黄柏 10 g,苍术 10 g,甘草 3 g。水煎服。

二诊(9 月 14 日):连服 5 剂,上病症明显好转,舌转淡红,黄苔已退,脉滑。宗上方加苡仁 30 g、鳖甲 20 g。

三诊(9 月 29 日):阴囊坠胀、睾丸、少腹抽痛已除,精索静脉曲张明显消退,小便色黄转清,舌苔薄,脉弦细。上方去苍术、黄柏,加川断、杜仲、桑寄生以补肝肾。继服 10 剂已无不适,完全康复。

按:肾主二阴,肝脉络绕阴器。肝肾亏虚,脉络失养,湿热郁阻,以致脉络不和、气血流行失畅、阻滞络道而成本病。治以调补肝肾,清热化湿,行气活血。方中六味地黄丸滋养肝肾,以养脉络;小茴、柴胡、川楝理气止痛;王不留行、丹参活血通络,以改善局部络脉郁阻;苍术、黄柏清热燥湿,以利炎症消除。

三、龟头炎

潘某,男,20岁,工人,未婚。1989年10月13日初诊。

龟头红肿糜烂20天。经用抗生素类治疗时轻时重而前来求治。症见龟头红肿,痒痛难忍,包皮处浸润糜烂夹有脓液,触之痛甚,行走不便,小便短赤,心烦少食,舌红苔薄黄,脉沉滑数。诊断:龟头炎。辨证:湿毒浸淫、挟瘀挟热。治宜祛湿解毒、化瘀消肿。

处方:土茯苓30 g,苦参根20 g,苍术10 g,黄柏10 g,生地20 g,丹皮10 g,赤芍10 g,萆薢15 g,苡仁30 g,陈皮15 g,砂仁4 g,甘草4 g。水煎服,第3次药渣煎外用熏洗,5剂。

复诊(10月17日):药后龟头红、肿、痛基本消失,唯包皮仍有少许脓液,舌淡苔薄,脉细。宗上方再进3剂,继用知柏地黄丸调理周旬,病告痊愈。

按:龟头炎是男性常见病,多因湿热毒邪所致。足厥阴肝经"绕阴器",肝主筋,阴茎为宗筋所会。肝经湿热下注,瘀热阻络,久则肉腐溃烂则红肿、疼痛、糜烂、流脓。舌红苔黄,脉滑数乃湿热之征。方中以土茯苓、黄柏、甘草清热燥湿解毒;苍术、苡仁健脾除湿排脓;生地、丹皮、赤芍清热凉血消肿;配以苦参根、萆薢清热利尿,使湿热之邪从小便出,以泄其毒,萆薢又能通络止痛;佐砂仁、陈皮化湿行气,又防苦寒之品损胃之弊,故药切病机,收效迅速。

古方今用

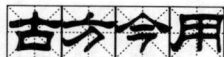

温胆汤的临床应用

温胆汤为燥湿化痰之剂。方中以二陈治一切痰浊,竹茹清热和胃,枳实行气降浊,六味相济相须,温凉配合得宜,使痰浊得化,胆气自清。临床上可广泛应用于痰热或痰湿所致各证。笔者以此为基础方,在辨证的前提下,随证化裁,治疗反流性胃炎、神经衰弱、癫痫、慢性肾衰等,均取得较好效果,现报告如下。

一、反流性胃炎

宋××,女,26 岁。2005 年 10 月 10 日诊治。胃脘胀痛,嗳气,纳呆,伴失眠,头晕乏力,心悸,胸闷气促 4 余年。经胃镜检查为反流性胃炎,服中西药疗效欠佳,舌苔白腻,脉细滑。证属痰湿交阻,脾胃不和,胃逆胆火。治以清胆和胃,健脾理气,化痰利湿。方用温胆汤加减。

处方:茯苓 30 g,制半夏 10 g,陈皮 10 g,枳实 10 g,姜竹茹 6 g,白术 10 g,木香 4 g,砂仁 4 g,甘草 3 g。水煎服,一日 1 剂。

二诊(10 月 15 日):服药 5 剂后,诸症均见减轻,唯仍腹胀,再以原方加川朴 6 g。

三诊(10 月 28 日):服药 10 剂后,诸症基本消失,夜寐亦安。

尔后进四逆散合六君子汤调治 2 个月,胃镜复查胃炎已愈。

按:反流性胃炎多属中医"胃脘痛"、"呕吐"等范畴,与胆胃功能失调有关。盖中州痰湿,胆胃有热,气逆于上则胃脘胀,嗳气,胸闷;火随气升,内扰于心则失眠,心悸;苔腻、脉滑乃痰湿阻滞中焦之象。故方中二陈燥湿化痰,理气和胃,功在治痰湿;枳实、竹茹清胆胃之热,降胆胃之逆,功在清热;配白术、砂仁、木香健脾理气和胃,诸药相合,健脾利湿,清热化痰,调和胆胃,而获病愈。

二、神经衰弱

宋××,男,43 岁。2006 年 4 月 18 日诊治。失眠 5 年,入睡困难,梦多,易惊醒,每夜服舒乐安定 2～3 粒方能入睡 3～4 小时。形胖,素有痰涎,胸闷,心烦,口稍苦,饮食不香,二便调,舌暗红,苔腻微黄,脉滑数。证属痰火扰心。治宜化痰清热,宁心安神。方选温胆汤加味。

处方:茯苓 100 g,法半夏 10 g,姜竹茹 6 g,枳实 10 g,陈皮 10 g,丹参 30 g,川连 4 g,枣仁 15 g,甘草 4 g。水煎服,一天 1 剂。

二诊(4 月 23 日):服药 2 剂,夜能安静入睡,并停服西药,继服 3 剂,夜能睡 7～8 小时,梦少,痰少,胸闷、心烦亦减。续服 10 剂,巩固疗效,随访半年后,失眠未复发。

按:痰火扰心引致失眠,治以温胆汤加川连、丹参、枣仁化痰清热,宁心安神。方中重用茯苓、法半夏。李时珍《本草纲目》载:半夏除"目不得瞑",且能逐痰饮和胃;现代药理研究证实:法半夏对中枢神经有良好的镇静和安定作用。周老师经多年验证,认为茯苓用量至 100 g,方能达镇静安神之效。故是治失眠之良药。

三、癫痫

李××,男,14 岁。2005 年 2 月 17 日诊治。去年 6 月间一个夜晚突发癫痫,到福州总院做 CT 及脑电图检查未发现异常,按癫痫给予补脑镇痫(西药不详)治疗 2 个月未见好转而来求中医治疗。诊时,癫痫一天发作 10 多次,发作时以神呆、似笑非笑、目呆、口吐白痰沫,身体向前弯曲,持续 2~3 分钟,醒后如常人,唯感疲乏,面色青,纳与二便正常,舌红苔黄腻,脉滑。证属胆虚痰热,治宜清火豁痰熄风。方选温胆汤加减。

处方:茯苓 30 g,制半夏 8 g,姜竹茹 8 g,陈皮 10 g,枳实 8 g,川连 3 g,姜蚕 8 g,远志 8 g,天竺黄 8 g,甘草 3 g。水煎服,一日1 剂。

二诊(3 月 7 日):服药 15 剂,癫痫发作次数每天 10 多次减少5~6 次,发作持续时间减少,症状亦减轻。头晕,记忆减退,舌质较红苔薄,脉细滑。宗上方加山茱 10 g,甘杞 10 g,钩藤 8 g,天麻10 g,龟板 20 g,白芍 15 g,丹参 30 g。以益肾养肝,熄风定痫固其本。

三诊(3 月 17 日):病见明显好转,上方再服药 10 剂,癫痫发作 10 天来只发作 2 次,药已切中病机,宗上方加减治疗一年半,病获愈。

按:癫痫发作期多以风、火、痰为患,故有"无痰不作痫"、"无火不动痰"、"火动生风"之说,其症目吊、口吐痰涎、身体向前弯曲乃风痰之变;舌红苔黄为火热之征。方选温胆汤加川连、姜蚕、远志、天竺黄清火豁痰熄风定痫治其发作期,待病情缓解后则加山茱、甘杞、龟板、天麻、白芍益肾养肝健脑治其本。妙用丹参养血镇静,以改善脑缺血全其美,使顽疾获得康复。

四、早期尿毒症

李××,男,35 岁。2005 年 4 月 15 日诊治。患肾炎 5~6 年,屡治屡发。近两个月来时常感冒,全身浮肿,少尿,呕恶,神疲,多眠,纳少,住院治疗。尿检:蛋白(++++),白细胞(++);肾功能检查:肌酐 1175 mmol/L,尿素氮 29.8 mmol/L。西医诊为早期尿毒症,并给予对症治疗。病情未见明显好转,要求配合中药治疗。症见面色苍白,身倦懒言,浮肿,怕冷,纳呆食少,恶心呕吐,尿少,腹胀,大便不畅,舌淡苔黄腻,脉细略数。证属脾肾虚衰,湿浊中阻,气机逆乱。治宜升清降浊,健脾和胃,温阳利水,泄浊解毒。方投温胆汤加味。

处方:制半夏 10 g,陈皮 15 g,茯苓 30 g,枳实 10 g,姜竹茹 10 g,附子 8 g(先煎),大黄 10 g,牡蛎 30 g,红枣 5 枚,生姜 3 g,甘草 5 g。水煎服,一日 1 剂。

二诊(4 月 20 日):服药 4 剂,大便通畅,呕吐大减,尿量稍增,腹胀减,苔黄腻稍退,浊邪已泄,病有转机,守原方再进 5 剂。

三诊(4 月 25 日):呕吐已止,小便量多,浮肿见消,肾功能复查:肌酐、尿素氮均明显下降,尿蛋白(+)。唯神疲乏力,纳差,面色少华,舌苔薄,脉细。此乃肾阳亏虚,脾阳不振,邪虽去而正未复。方改六君子汤,金匮肾气丸等先后进退以健脾温肾行气利湿治其本,配尿毒清泄浊解毒治其标,标本兼顾调理 2 个月余,复查肌酐、尿素氮均属正常范围,病告愈,随访 1 年,病情基本稳定。

按:尿毒症属中医"关格"、"癃闭"范畴。本例临床表现以水肿、少尿、呕吐、腹胀、舌苔腻、脉细为主症。中医辨证为脾肾虚败,湿浊内潴,正虚邪实之证。治宗"急则治其标,缓则治其本"的原则,先以温胆汤健脾和胃,升清降浊以化湿浊治其标,配附子温肾阳化气利水,红枣补脾益气顾其本,方中妙用大黄苦降通腑泄浊以排毒；牡蛎滋阴以济阳，又取其味咸制酸以中和尿酸。该方经临床证实不但有通腑泄浊，健脾温肾，化气利水之功，且有降低肌酐、尿素氮，稳定肾功能的作用。待病情稳定则以六君子丸、金匮肾气丸调补脾肾治其本，佐尿毒清祛余邪之毒，达到扶正祛邪，标本兼顾而病获愈。

五、体会

温胆汤具有理气化痰、清胆和胃的功效，其组方严谨，方中以二陈治一切痰浊，竹茹清热和胃；枳实行气降浊，六味相济相须，温凉配合得宜，使痰浊得化，胆气自清。在临床上可广泛应用于痰热或痰湿所致各症。

上述案例虽病种不同，但其证型相同。故均选用温胆汤化裁而愈，这不仅体现了温胆汤在临床应用的广泛性，也体现了中医"异病同治"的辨治思想。

当归芍药散的临床应用

当归芍药散出自张仲景的《金匮要略》,由当归、芍药、川芎、茯苓、白术、泽泻组成,方中川芎、当归、芍药和血舒肝,益血之虚;茯苓、白术、泽泻运脾胜湿,除水之气。方中多用芍药,芍药专主拘挛,取其缓解腹中急痛。合之具有活血祛瘀、健脾利湿、通调气血、行气止痛之功,而无燥热腻滞等偏颇之弊。

一、传统应用

《金匮要略》中的当归芍药散主治"妇人怀娠,腹中疞痛",又主治"妇人腹中诸疾痛。"尤在泾谓:"疞音绞,腹中急也,乃血不足而水反侵之也,血不足而水侵,则胎失其所养,而反得其所害矣。"所以传统应用,凡是湿瘀互结、血水同病、气血不调、肝脾不和、脾蕴湿困所致的妇科诸证均用之。

二、临床应用

根据当归芍药散具有养血疏肝、健脾利湿、调和肝脾的作用,除了妇科诸证外,尚用治肝胃不和,水湿互结而致的贫血、盆腔炎、结肠炎、头晕、水肿等杂病,均可获得满意疗效。兹择病例介绍如下。

(一)慢性盆腔炎

李某,女,32 岁

初诊(2011 年 11 月 2 日):1 年前因流产后,少腹开始疼痛,白带多,色黄白兼见,质黏稠,伴腰酸腹隐痛。血常规检查白细胞 $10.8×10^9/L$,经妇科检查诊为"盆腔炎",用抗菌药治疗疗效不显著,近日来少腹拘急作痛,白带增多,味腥臭,面色萎黄,精神不振,头晕腰酸,体倦乏力,舌淡苔薄腻黄,脉细弦,辨证为脾虚气滞,湿热瘀阻,治宜健脾利湿,活血清热。

处方:当归 10 g、川芎 6 g、白芍 30 g、白术 10 g、茯苓 30 g、泽泻 10 g、丹参 15 g、败酱草 15 g、蒲公英 15 g、甘草 3 g,6 剂。水煎服。

二诊(11 月 8 日):服上药 6 剂,白带减少,腹痛减轻,守上方再 6 剂,药尽白带止,腹痛基本消失,唯倦怠乏力,舌淡苔薄,上方加党参、黄芪补气健脾,诸症消除。

按:慢性盆腔炎,属"腹痛"、"带下"范畴,白带多味腥为湿热下注所致,但与脾虚、气血失调有关。脾虚失运,水湿内停,郁久化热,酿成湿热,导致气滞血瘀,尤其病久为本虚标实之证。本例兼见体倦乏力、面色萎黄、舌淡、脉细等脾虚、气血失调之候。当从健脾、调气血论治,健脾水湿自化,气血调畅腹痛自除。故以当归芍药散健脾利湿,调气活血以治本;败酱草、蒲公英清热解毒以治其标,辅以丹参养血活血止痛,继加党参、黄芪补气行血,从而达到扶正祛邪的目的。

(二)慢性结肠炎

陈某,男,46 岁。

初诊(2010 年 10 月 4 日):反复腹痛腹泻 8 年余。腹痛以左下腹为主,呈拘急疼痛,痛则欲便,便后痛减,先后求医多年,虽诊为"慢性结肠炎",但治疗未见好转。近一个月腹痛时拘急、时隐痛,大便溏,便后不爽,精神疲乏,形体消瘦,面色欠华,舌晦暗,苔薄腻微黄,脉弦细,中医辨证为肝脾不和,湿瘀互结,治宜和血疏肝,健脾利湿。

处方:白芍 30 g、川芎 5 g、当归 10 g、白术 10 g、茯苓 30 g、泽泻 10 g、仙鹤草 30 g、木香 5 g、黄连 3 g,6 剂,水煎服,分 2 次。

复诊(10 月 7 日):服上药 6 剂,上症减轻,药已中病,上方出入调治 30 剂,病告愈。

按:古人有"久泻无火"之说,认为久泻多属脾虚。本例腹痛、腹泻 8 年,其病程长,属"久泻"之范围。脾虚运化无力出现一系列胃肠道症状,则腹痛腹泻;脾虚化源不足,气血亏虚则面色欠华,神疲乏力;肝经循行少腹,血虚肝失濡养,疏泄不利则拘急腹痛,治以当归芍药散健脾利湿,养血疏肝为主,佐香连丸理气止痛,仙鹤草消炎止泻,达标本同施而愈久病。

(三)贫血

李某,女,46 岁。

初诊(2010 年 9 月 10 日):患者经期量多,时有崩漏,已历 2～3年,虽用中西药治疗病见好转,但近三个月来头晕头痛、心悸、目涩、乏力、四肢麻木,面色欠华稍浮肿,食欲不振,大便稍溏,小便正常,舌淡苔腻,脉细。查血红蛋白 8.9 g/L,尿常规正常。中医辨证为心脾两虚,气血不足,治宜补血养心,健脾利水,方用当归芍药散加味。

处方:当归 10 g、白芍 15 g、川芎 10 g、白术 10 g、茯苓 30 g、泽泻 8 g、鸡血藤 15 g、龙眼肉 15 g,6 剂。水煎服,分 2 次。

复诊(9 月 16 日):药后症状明显减轻,守上方出入调理 1 个月,诸症悉愈。血红蛋白升至 11 g/L。

按:贫血属中医"虚劳"范畴,病因经期量多,气血亏虚,心失所养则心悸;肝失濡养则头晕、目涩、肢麻;脾虚运化无力,水湿不化则纳差,面浮肿;舌淡为血虚,苔腻为湿盛,脉细主气血不足。故治以当归芍药散补血养心,健脾利水为主,辅以鸡血藤强壮补血活血之力,以疗四肢麻木,龙眼肉开胃益脾、补血宁心,以全其美。

四逆散的临床应用

四逆散为《伤寒论》少阴病治疗阳邪郁于里,不能外达而见四肢逆冷之方剂,临床应用颇广,《伤寒论》第三百一十八条曰:"少阴病四逆,其人或咳或悸,或小便不利,或腹中痛,或泻利下重者,四逆散主之。"后世医家根据四味的性能,更用于肝胆气滞、肝脾失调的病症。

一、四逆散的配方与功效

本方由柴胡、芍药、枳实、甘草四味药组成。方中柴胡是有生发之气,调肝解郁,能较好疏通升散之气,把体内郁滞之气疏通;枳实其味苦,能降能下,降胃导滞,行气散结,与柴胡同用则一升一降,运转枢机,使一身之气周流无阻;白芍平肝养营,其性偏于敛润,有护阴柔肝收敛之力,与柴胡配伍,一升一敛,以防肝气太过而暗伤肝血;与甘草补中益气,缓急和中,一柔一缓,调和肝脾,四味配合使气升降行散有度,具有升而不亢、降而不陷、行而不散、敛而不滞的功效,达到调和肝脾,气血调畅,邪去郁开,阳清浊降,疾病自愈。若临床运用时加味,可提高疗效。

二、临床应用

人以气为本,一气周流,气机畅达,百病不生,一有郁滞,诸病丛生,故有"百病生于气"之说。所以多数病症可以通过四逆散调气机,疏肝郁来治疗。具体应用如下。

(一)冠心病

冠心病是血液中脂质过度、胆固醇积沉等因素引起冠状动脉粥样硬化。冠状动脉管腔狭窄以致心肌供血不足。本病属中医"胸痹"、"胸痛"范围。中医认为阳气亏虚、寒凝气滞、痰瘀交阻而致经血凝滞不通则痛而发病。临床所见肝郁气滞、血脉瘀阻之证也不少。症见胸闷胀痛或胸胁窜痛,常在心情不畅时发作或加重,舌暗苔薄、脉弦,治用四逆散和丹参饮加郁金活血通络;若胸痛遇寒则发,得冷加剧,伴畏寒肢冷、舌淡苔白腻、脉沉弦,治用四逆散加桂枝、干姜,若甚者加参附汤既疏气行滞又温通心阳;若气滞血瘀引致而见胸刺痛舌暗红边瘀点、脉涩者,治用四逆散加檀香、田七、丹参加强行气活血止痛;若胸闷痛、胸痹、舌苔腻、脉滑者,治用四逆散加全瓜蒌、法半夏化痰,宽胸开痹。

(二)慢性浅表性胃炎

本病是指胃黏膜呈慢性浅表性炎症,其因不一,主要可因嗜酒或因胆汁反流或因幽门螺旋杆菌感染引起,属中医"胃脘痛"、"痞症"范畴。中医认为其多由饮食不节、情志所伤、寒湿所犯、劳累伤脾而发病。在接触的患者中,直接由肝胃不和导致的也不少。究其原因,一是当今生活节奏加快、精神压力大则肝郁横脾;二是饮食习惯改变,恣食酗酒则伤胃,冷饮凉食则损伤脾阳,成为内伤脾胃的主要因素。其常见的症状是脘胁胀满疼痛,情志不遂时加重,嗳气或矢气则舒,纳差,舌苔白,脉弦,治宜疏肝健脾,理气消胀,方用四逆散和百合、台乌饮化裁。若肝火偏盛者,加蒲公英、夏枯草;气郁甚者,加郁金、佛手干;嗳气甚者,加旋复花、代赭石;泛酸甚者,加黄连、吴茱;若胁满胀痛、郁闷太息者,加香附、陈皮、佛手干;若见寒热错杂证者,和半夏泻心汤;若病久伤阴、舌红少苔者,加石斛、沙参、麦冬。

(三)胆囊炎、胆结石

急性胆囊炎系由胆囊管梗阻、化学性刺激和细菌感染引起的急性胆囊炎症病变,急性反复迁延可转慢性胆囊炎,其中 95% 的患者可能有胆结石。所以胆囊炎与胆结石症密切相关,属中医"胁痛"、"胆胀"范畴,多由肝胆气滞或湿热壅阻而发病。但经多年临床观察,发现因精神因素而致病者较多,因当今社会处于紧张竞争状态,思想压力大,情志变化可使肝胆疏泄失常,气郁化火,湿热内蕴引起胆道发炎,日积月累,久经煎熬而成结石。起初以肝胃不和为主,症状较轻,以右上腹部胀闷、压痛,常因心情不舒、过食油腻或蛋类则症状发作或加重,伴食纳不香,恶心、嗳气,舌苔厚腻,脉弦,治用四逆散加郁金、茵陈、蒲公英利胆消炎。若急性发作、发热、右上腹疼痛、压痛、恶心、呕吐、轻度黄疸、大便秘结、舌苔老黄或黄燥,脉弦滑,血白细胞增多者,加大黄、草决明通腑泻下,使上疏下通,胆自安。若有胆结石阻塞,痛剧者,加金钱草、鸡内金、川楝子利胆消石止痛,妙加葛根升清降浊。按现代药理可使括约肌松弛扩张,以利结石排出。若体虚气血不足者,加党参、黄芪、白术、当归补脾益气血,以利气血充盈流通,促使结石排出。至于阻塞性黄疸之实症,加芒硝、大黄峻猛通腑泻下。

【病案举例】

患者张某,男,45 岁。

初诊(2011 年 4 月 21 日):右上腹疼痛 5 年余,经某医院诊断为慢性胆囊炎、胆结石(0.6 cm×0.4 cm)。用中西医治疗,效果不明显。诊见:患者右上腹疼痛,并向右胸胁及肩背部放射,饮食油腻,劳累或生气后疼痛发作或加重,不思饮食,时有嗳气,大便 2~3 天解一次,舌苔薄黄腻,脉细弦,中医辨证为肝郁气滞,湿热互结,治以疏肝解郁、利胆消石、行气止痛,方选四逆散加味,处方:柴胡 6 g、枳实 10 g、白芍 30 g、金钱草 30 g、鸡内金 15 g、葛根 15 g、郁金 10 g、川楝子 10 g、甘草 6 g。6 剂,每日 1 剂,水煎分 3 次服;并嘱饮食清淡,畅情志,避免劳累。

复诊(4 月 28 日):服药后疼痛已减轻,药已中的,原方加白术、茯苓健脾抑木,并用金钱草 300 g、鸡内金 150 g、郁金 15 g 研细末,每次 6 g,开水冲服。调理 1 个月后诸症已悉,B 超复查,胆结石已消失。

蒲公英的药理研究和临床应用

蒲公英是多年生菊科草本植物,又称蒲公草、黄花地丁、黄花三七、婆婆丁,有多种同属植物,如碱地蒲公英、异苞蒲公英、反苞蒲公英、东北蒲公英、热河蒲公英、西藏蒲公英、兴安蒲公英、蒙古蒲公英等,均可入药,统称为药用蒲公英。

蒲公英为常用中药和民间草药。古方记载蒲公英为"解热凉血之要药","至贱而有大功"。蒲公英味苦甘,性寒,归肝、胃经,有清热解毒、消痈散结、清湿热的功能,是笔者临床中最常用之药,现介绍如下。

一、传统应用

1.清热解毒。《本草经疏》云:"蒲公英味甘平,其性无毒,当是入肝入胃,解热凉血之要。"可用于热毒症,尤善清肝热,治肝炎、肝热目赤肿痛,以及胃炎和多种感染化脓性疾病。

2.消痈散结。《本草衍义补遗》中有"化热毒,消恶肿结核,解食毒,散滞气",《滇南本草》中有"敷诸疮肿毒",说明蒲公英可治疗热毒壅盛结于肌肉所致的痈肿疮毒、高热不退,对乳痈有良效,能解毒散结通乳,可内服或外敷。常配银花等同用,另外还可配大黄、丹皮治肠痈。

3.清热利湿。《滇南本草》中有"止小便血,治五淋癃闭,利膀胱",说明蒲公英可治疗湿热证、热淋涩痛及泌尿系感染。

二、主要成分

1.蒲公英全草含蒲公英甾醇、胆碱、菊糖和果胶等；

2.蒲公英根中含蒲公英醇、赛醇、豆甾醇、胆碱、有机酸、果酸、蔗糖、葡萄糖及树脂等；

3.蒲公英叶含叶黄素、蝴蝶桉黄素、维生素 C、叶绿醌；

4.蒲公英花含山金东二醇、叶黄素、叶酸、核黄素、胡萝卜素等。

三、药理作用

1.抑菌作用。蒲公英对金黄色葡萄球菌、溶血性链球菌有较强的杀菌作用，对肺炎双球菌、脑膜炎球菌、白喉杆菌、绿脓杆菌、变形杆菌、痢疾杆菌、伤寒杆菌等亦有一定的杀菌作用。其提取液在一定浓度下，可抑制结核菌，杀死钩端螺旋体，抑制一些真菌，且对耐药菌种也有抑制作用。蒲公英、黄芩、乌梅、黄柏、黄芪等 8 种中草药组成的 4 种中草药配伍对大肠杆菌、副伤寒沙门氏菌、金黄色葡萄球菌和枯草杆菌有较好的抑菌作用，适合进一步研究其抑菌有效成分及医学临床应用研究。蒲公英冲剂可治疗幽门螺旋杆菌。

2.抗内毒素作用。在蒲公英提取液中加入内毒素，相互作用后，测得内毒素的活性降低，其减毒倍数为 9.3。

3.抗肿瘤作用。蒲公英水提取液有抗肿瘤作用，有一定的抗突变作用，且其活性与给药时间有一定关系，可安全用于临床肿瘤治疗。

4.免疫调节作用。蒲公英有提高及改善小鼠细胞免疫和非特异性免疫功能的作用,对环磷酰胺所造成的小鼠免疫功能损害有明显的恢复和保护作用。

5.抗氧自由基作用。蒲公英提取物总黄酮具有类似 SOD 的作用,这些物质能有效清除超氧阴离子自由基、羟自由基,抑制不饱和脂肪酸的氧化。另外,蒲公英提取物具有较强的抑制酪氨酸活性的作用,减少黑色素的生成及色素沉着。

6.健胃作用。《本草纲目》将蒲公英列为菜部,其味苦,具有苦味健脾功效,已有用其根及全草制成健胃剂而用于临床。

四、临床应用

1.尿路感染。新鲜蒲公英 250 g、白茅根 30 g,水煎服,日 1 剂,分 2 次服,治疗 5 天后,尿频、尿痛等症状消失。有一例反复尿路感染 6 年,用药 7 天,病愈未复发。

2.产妇缺乳。蒲公英 15 g,水煎服,每日 1 剂,分 2 次服,调乳管畅通,乳汁充盈。

3.乳腺炎。用新鲜蒲公英 30～60 g 水煎服,每日 1 剂,分 2 次服,渣外敷,3 天见效。经治疗 36 例,均获痊愈。

4.肝癌、肺癌疼痛。用新鲜蒲公英捣碎,取汁直接敷于痛处,或加酒糟捣烂外敷,治疗肝癌、肺癌引起的疼痛,止痛疗效显著。

5.腮腺炎。用新鲜蒲公英捣碎,加鸡蛋清(少许白糖)调糊,外敷,治流行性腮腺炎。

6.前列腺炎。蒲公英 30 g,丹参 30 g、仙鹤草 30 g,水煎服,每日 1 剂,分 2 次服,7 天后,症状缓解,前列腺触诊压痛消失。

7.胃炎。蒲公英有清利消痈、止痛生新之功效,取蒲公英 15～60 g 加入辨证处方中,同煎服用,对治疗慢性浅表性胃炎、慢性萎缩性胃炎有很好的临床疗效。

8.胃溃疡。蒲公英 30 g、地榆 20 g、甘草 5 g,水煎服,每日 1

剂,分 2 次服,2 周后,症状明显减轻。

9.肝炎。蒲公英 30 g、茵陈 15 g、柴胡 6 g、郁金 10 g、茯苓 30 g、甘草 3 g,水煎服,每日 1 剂,分 2 次服。本方适用于肝炎湿热型。

五、注意事项

蒲公英是一味很好清热解毒药,不会苦寒伤胃,副作用极小,为现代医家喜用和重用,只要是热毒或湿热引起的内外科疾病,重用或久服均为安全,可放心使用。对虚寒证者慎单味用。

杏苑漫谈

佛手茶养生与应用

一、佛手茶的历史沿革及药用原理

养生之道由来久矣。养生除七情调节,饮食起居有常,运动锻炼适度外,药物保健也是养生内容之一。而永春佛手茶是中草药防病保健之佳品,与养生密切相关。

永春佛手茶相传为闽南一寺院住持采集茶穗嫁接在佛手柑上所得,与铁观音同属乌龙茶。其叶与佛手的叶片相似,外形紧结粒状,色泽砂绿油润,香气馥郁幽香,似香橼香,汤色金黄醇厚回甘,茶水具有独特的"佛手韵"。它不仅为名贵茶饮,而且有保健作用,具有常饮用又不会伤胃的特点。经福建农林大学检测,佛手茶中的锌和黄酮类物质含量在所有乌龙茶中最高,对人体有特殊的保健功效。

我国民间自古以来就有"茶为万病之药"的古训,早在战国时代的《神农本草》中"有神农尝百草,日遇七十二毒,得茶而解之"的记载。相传,当年唐玄宗李隆基之女永乐公主自幼体弱多病,后来以植物泡茶饮服,竟得以健康成长,最终出落成如花似玉的大姑娘。《本草拾遗》中也道:"茶为诸药为各病之药,茶为万病之药,一日无茶为滞,三日无茶则贻。"足见茶之药功卓著。唐代刘贞亮则总结饮茶的好处为"十德",即"以茶散郁气;以茶驱睡气;以茶去病气;以茶养生气;以茶尝滋味;以茶养身体;以茶表敬意;以茶可雅志等"。而永春佛手茶也早有治病的传说与记载,明朝时期永春玉斗凤溪村有一位凤山公,一生研究百草,发现佛手茶能治病,有一位县令的母亲腹泻不止,他用佛手茶给予治愈。从此以后凤山公教导乡人大量种植佛手,并把这佛手制成干品,当茶饮用。饮后不仅能清凉解暑,而且能解除病痛,预防胃肠病,延年益寿。到清朝康熙年间,佛手茶种传到呈祥芹山格、达埔狮峰岩、苏坑等地种植,已有300多年的历史。后来在永春县内广泛种植,20世纪30年代初就已远销东南亚。全县现有佛手茶园4.2万亩,年产3500多吨,50%以上出口日本和东南亚各国,是全国最大的佛手茶生产和出口基地。佛手茶多次获全国茶叶评比桂冠,深得茶叶专家赞赏和海内外消费者欢迎,可谓名扬神州、香飘四海,是独具地方特色的中国名茶。

20世纪80年代以来,世界上出现了一股"回归自然热",国际上"中医针灸热"兴起,"茶疗热"也逐步升温。我国生产的一些具有抗衰老、美容、减肥功效的保健茶,红遍海内外。茶饮已广泛用于预防或治疗癌症、冠心病、艾滋病、糖尿病等现代疑难重症,取得了令人瞩目的成就。当今,茶叶有益于健康的诸多效用,已被愈来愈多的人们所重视,成为举世公认的"天然第一保健饮料"、"二十一世纪世界饮料之王",是最受人们欢迎的保健饮料。美国科学家发现,原产于中国的茶叶是一种极佳的保健饮料,建议在全美范围内掀起一场"喝茶运动"。

永春佛手茶是中国名茶之一,其性味苦,甘,凉,气味清香,从中医四气五味研究可显示其部分功效。苦,能泄、能燥,有泻火燥湿、清热消炎的作用,可治火热、湿热证;甘,能补、能缓、能和,有补益和中缓急的作用,多用于治疗虚证、身体诸痛;凉,有清热解毒的作用;味清香,有发散、开窍、提神醒脑、运气行血的作用,治疗表证及气血阻滞证。

从西医理论来看,佛手茶含有蛋白质、茶多酚、咖啡碱、碳水化合物、各种矿物质、维生素、氨基酸、脂肪和芳香物质等有益于人体健康的营养成分,能有效地预防和治疗人体多种疾病,对人体发挥多方面保健药理作用,被人们作为一种绿色饮料,并被称为"人类健康之友"。美国医学基金会主席指出:"茶多酚将是 21 世纪对人类健康产生巨大效果的化合物。"如今,茶发展成为风靡世界的三大无酒精饮料之一,被人们视为生活的享受、健康的良药、提神的饮料、养生的仙草、友谊的纽带、文化的象征而遍及全球。

二、佛手茶的功效

茶的功效早有记载,三国时代神医华佗在《食论》中云:"茶久食益思意。"饮茶的益处得到进一步认识。唐朝《本草拾遗》说:"止渴除烦,贵哉茶也……"《随息居饮食谱》谓:"茶清心醒酒除烦,凉肝胆涤清消疫,肃肺胃明目解渴。"明代顾元庆所著《茶谱》中,对茶叶功效的叙述更为全面:"茶能止渴,消食祛痰,利尿,明目益思,除烦去油腻。"李时珍在《本草纲目》中也说道:"茶苦而寒,最能降火。"总之,从药用到饮用的茶,其对人体健康的多种益处,自古以来就受到了人民大众的普遍认可。至今,行之有效的药茶有数百种之多,其基本功效归纳有发汗解表,清热消炎,开胃健脾,提神益思,止咳化痰,利尿解毒,清暑止渴,消脂降浊等。

茶之所以千百年来广泛受到人们喜爱,经久不衰,是与其对人体健康的作用密切不可分的。其功效有中医学与现代药理学两方面的认识。

(一)中医学的认识

中医学认为茶味苦、甘,性凉,气味清香,入心、肝、脾、肺、肾五经。苦能泻下、燥湿、降逆;甘能补益缓和;凉能清热、泻火、解毒。李时珍在《本草纲目》中认为:"茶体轻浮,采摘之时,芽初萌,正得春升之气。叶虽苦而气则薄,乃阴中之阳,可升可降。"这些特性说明了茶具有能攻能补,又能入五脏发挥作用的能力,因此它对多种疾病都能发挥一定的防治作用。茶叶主要具备以下功效。

1.解渴作用。这是茶的最基本功效,最早也是因为这个功效,使其成为一种大众喜爱的天然饮品。《本草拾遗》曾言:"止渴除烦,贵哉茶也……"

2.清利头目作用。因其气味轻薄,易于上达头目,消散蒙上之热,故可用于头目昏花之症。

3.清热作用。因其性凉,凉可泻热,故可用于发热、烦躁等热性疾病。

4.明目作用。因其气轻盈,能循肝经达目,扬其障目之邪热,故能疗目疾。

5.利尿作用。因其味苦,其气可下行膀胱,以助气化行水,故能利尿。

6.祛暑作用。因其气轻浮发散,可发泄暑热之邪,又能下泄膀胱之水,以除暑湿,故可解暑。

7.解毒作用。茶的解毒作用主要是通过利水作用来完成的,利水泻毒,淡化体内邪毒之浓度。此外其轻清之气,也可扬散邪毒。这个功效是在神农氏尝百草时最先发现的。

8.防睡抗眠作用。因其性凉,清心爽神;味甘,气味清香,提神醒脑,又可使其活跃起来之精神得以补益,神清持久不欲睡,故有此功。

9.消食积去肥腻作用。因其性飘逸,能升能降,合脾胃之气机,促脾胃气之运化,故能消食除去肥腻。

10.醒酒作用。饮酒过度,酒湿积于体内,郁而化热,湿热并煎,上蒙清阳,故头目不清、语言不利。茶叶以其能升能降之功,轻轻散其热,沉沉利其湿,湿去热散,精神重见,酒醉自醒。

11.延年益寿。饮茶能延年益寿,可以从两个方面来认识:(1)由于茶能攻能补,既可攻其邪,又可补其虚,其气在五脏六腑之中升、降合度,有机地调整机体的功能,使其协调一致,故可使人健康长寿;(2)茶饮作为一种修身养性的方式,使人在品茶过程中情绪得以调理,性情怡和开朗,肝气舒畅,气血和达,"病安何来",故可使人长命不衰。

(二)现代药理学的认识

1.抗衰老。国内外研究表明,茶叶内含物茶多酚,能抗氧化,有效地清除"百病之首"的自由基,防止细胞过速老化,延长青春期,使人健康长寿。

2.消炎杀菌。茶叶中鞣酸有抗菌的作用,能抵抗多种传染病的危害,杀死胃肠黏膜里的细菌,起到消炎止泻的作用。对胆囊炎、伤寒、泌尿系统感染也有治疗作用。

3.预防呼吸道感染。茶叶能加强呼吸系统的新陈代谢。研究表明,茶叶还含有能杀死流感病毒的成分,并对呼吸道病毒有一定的抑制作用,所以热的浓茶能预防呼吸道感染,常用茶水漱口有预防流感的作用;而且茶叶含茶碱可有效地松弛平滑肌,对支气管起舒缓作用,达到止咳化痰平喘的目的,对感冒、支气管炎、哮喘均有防治作用。

4.抗辐射。茶叶中的茶多酚类成分能中和吸收放射性物质,并将其排出体外,起到良好的抗辐射作用。日本京都大学研究报道,广岛原子弹爆炸后,长期有饮茶习惯的人存活率提高。所以在家中看电视、电脑时边看边饮茶可减少辐射危害,保护视力。

5.防治心血管疾病。茶叶中的茶色素及多种化学成分共同综合作用,可防止动脉硬化,促进血液中纤维蛋白原的溶解,使血栓不易形成。研究还发现茶叶中含大量咖啡碱和儿茶素类成分,能扩张血管,使血管壁松弛,达到降血压作用。茶中的黄酮还可以降低心脏病患病率。

6.降低血糖。茶叶中的茶多酚能降低血糖,又能促进胰腺分泌,改善糖代谢,对防治糖尿病起积极作用。

7.减肥美容。茶汤中的肌醇、叶酸等多种化合物,能调节脂肪代谢,促进胃液的分泌和食物的消化。茶中含有丰富的化学成分,尤其儿茶素有抗老化,保持细胞组织弹性,保护皮肤表面的健美的作用,所以是天然的健美饮料,在国外被称为"益寿茶"、"美容茶"。

8.抗癌。茶叶中的茶多酚具有抗氧化的作用,能阻断某些致癌物的生长,杀伤和抑制癌细胞的生长。佛手茶还含有"佛手多糖",为一种免疫调节剂,能提高机体免疫功能,从而提高防癌抗癌的效应。

9.抗疲劳。茶中咖啡碱能兴奋中枢神经,排毒利尿,加速血液循环,促进新陈代谢,从而能减少患心脏病的危险。

10.溶脂、降低胆固醇。茶叶中茶多酚能溶解脂肪,帮助脂肪代谢。实验也证实了它有抑制胆固醇上升的功能,从而能减少患心脏病的危险。

11.性保健。茶中茶多酚,能抑制和消灭细菌,有利于预防性器官的炎症发生。茶中的芳香油,可使茶水散发出沁人心脾的清香,有兴奋神经、激发性欲作用。茶叶中还含有咖啡碱、茶叶碱等,有提神抗疲劳、振奋精神的作用,增加对性的刺激,有助提高房事质量。

12.增进食欲。茶能使唾液、胃液分泌增多,加快消化吸收,增进食欲。

13.防骨折。饮茶有助于老年女性预防髋骨骨折。老年女性的髋骨骨折最重要的危险因素是单位面积的骨矿物质密度(2BMD)低,预示骨质疏松。研究者发现饮茶者髋骨总 2BMD 比非饮茶者高 2.8%($P<0.05$),提示饮茶有助于老年女性预防髋骨骨折。

三、佛手茶的临床应用

1.对胃肠道疾病有显著疗效。民间习惯用佛手茶加点食盐或老醋泡服治疗肠炎、痢疾及消化不良,疗效显著。仙夹仙丰茶果场仙益茶庄对佛手茶再度加工为熟茶、红茶以及津源茶叶有限公司的佛手红茶健胃,尤适于胃寒的人。

佛手茶用盐腌后,每次 3 g,沸水冲泡治凸风饱胀很见效,这是民间常用之法,对结肠炎、慢性胃炎、胆绞痛也有很好辅助治疗效果,这是因为佛手茶乙醇提取物对胃肠有解痉止痛作用。笔者近年来用佛手茶加生姜、食盐治疗湿热型结肠炎 30 例,有效率达72%。现代医学研究表明,儿童适量饮茶,可以消食去腻,增加胃肠蠕动,促进消化液分泌,增进食欲,可治厌食、消化功能不良。对急性传染性肝炎的治疗,用 5% 的茶液,每次 5～10 mL,日服 2次,能起到清热利尿排毒的作用,有利于肝炎早日恢复。用陈皮 5 g(制过)、佛手茶 2 g,冲泡饮服,有消食健胃、化痰止咳的作用,可治疗支气管炎、消化不良。福建中医学院的实验报告显示,它对结肠炎有治疗作用。近期研究还发现茶能杀死胃肠黏膜里的细菌,起到消炎止泻的作用,为民间治疗胃肠病提供了科学依据。

2.对上呼吸道的疾病有辅助疗效。治疗感冒,用佛手茶加 2～3 片生姜、一点醋,用沸水冲泡热服一杯,初步调查 50 例初感冒患者,绝大多数人用上 2～3 次,立见效。鸡蛋 2 个,佛手茶 15 g 加水 2 小碗,煮至蛋熟,去蛋壳再煮至水略干取蛋吃,每日 2 次,一次1 个,15 天为一疗程,能化痰止咳平喘,主治气管炎、咳嗽、哮喘。

3.对其他疾病的防治作用。有人调查,常饮用佛手茶,其糖尿病的发病概率较低。临床研究发现,佛手茶具有一定降血脂、抗脂肪肝的作用,可防治脂肪肝。同时能升白细胞,可治白细胞减少症。茶汤漱口能杀菌、消炎,防治口腔炎,且坚固牙齿。常饮茶又能保持人的口腔健康和口气清新。泡后的茶叶放入口中咬含可以治口臭。炎夏酷暑饮茶能助体内热量散发,使皮肤温度下降 1~2 ℃,故可作防暑降温的饮料,防治中暑。临床还发现饮茶促进精子与卵子的结合,有助怀孕。经常饮用佛手茶,有助于保持皮肤光洁白嫩,推迟面部皱纹的出现和减少皱纹。笔者临床观察 20 位女性,长期饮用姜蜜茶(见药茶美容类 12),用于防治面斑。80%~90%的女性不生面斑或面斑消失,其中一位年近 50 岁的女性坚持服用姜蜜茶 10 多年,面部没有发现面斑,显得更年轻。

临床研究和科学实验证实,佛手茶的防病保健养生作用具有可靠性、科学性、实用性。

饮茶好处多多,但要达到养生的目的,必须注意适时、适量,茶汤宜清淡,不宜过浓,原则是温茶淡茶最养人。一般以饭后 1 小时饮茶为宜,中老年人每天饮 4~5 杯为宜,每杯约放 2~3 g 茶叶。冠心病、溃疡病、严重神经衰弱的病人不宜饮浓茶。如防治糖尿病,宜少莫多,宜淡莫浓,冲泡时水温也不宜过高,用 85 ℃水冲泡较宜。据日本研究,用冷开水泡茶可有效地降低血糖。对易患感冒的人,平时饭后坚持用茶汤漱口,能有效地抵御流感病毒对人体的侵袭,以防感冒,但不宜用头泡茶,以第二泡或三泡为宜。随着科学研究的深入,越来越多的人认为,适当、适量饮茶有明显抗癌作用。每日饮用 3 大杯浓茶就可产生抗肿瘤的效果,或将 3 g 茶叶分别用 150 毫升的沸水冲泡两次,餐后饮后同样也有效果。研究还发现饮一杯豆浆,加一杯茶水,可提高防癌效果。所以,合理饮茶,非常有益于人体健康、养生保健。综上所述,佛手茶药性平和,无毒副作用,味道可口,不仅是天然的养生保健饮料,还具有广泛的治疗疾病的明显功效;它还可配药茶方,其功效、治疗作用就更大,尤其在当前环境污染严重、生态失衡情况下,更应重视饮茶。

附：茶诗两首

（一）
山清水秀佛手香，
香韵悠悠绕云间。
茶中一品传天下，
闲饮一杯赛神仙。

（二）
云雾山中绿波园，
质优名茶佛手扬。
养生防病又健胃，
胜过神医一药丸。

绿色保健话野菜

　　我国人民历来有采食野菜的习惯,并把它作为食疗保健的方法。2000多年前的中医经典著作《内经》说:"五谷为养,五果为助,五畜为益,五菜为充,气味合而服之,以补益精气。"指出人体所需的营养必须用蔬菜(包括野菜)来补充,通过谷物、肉类、水果、蔬菜的合理搭配,才能使营养全面,精气充沛。野菜富有无机盐、维生素等人体所需要的营养成分,其所含的食物粗纤维又可促进消化液分泌和胃肠的蠕动,帮助营养物质的吸收和代谢废物的排泄。中医学重视人体的疏通,强调胃肠等六腑以通为顺,一旦闭塞将对人体健康造成危害。野菜既有疏通的功能,又生长在自然条件下,是纯天然、无公害的绿色食品,营养成分大多高于栽培的蔬菜,而且风味功效独特,通过烹调,纠其偏性,不仅鲜美适口,增进食欲,还能起到很好的保健作用。近代医学研究发现,不少野菜中的特殊成分具有很高的医疗保健价值,正日益引起人们的重视和开发利用。如芦荟美容保健,及抗癌、抗衰老;马兰头防治糖尿病;石耳滋补养颜及防治"慢支"、高血压;食用菌能防治高血压和抗癌;蒲公英具有十分重要的营养价值,已被日本、美国等发达国家推广为主要蔬菜保健食品。

　　人们渴望绿色,呼唤绿色,绿色象征大自然的和谐、美妙和生机盎然,回归自然已成为人们的共识。世界卫生组织大力提倡绿色食品,纯天然的野菜由于其丰富的营养价值、独特的保健功能、鲜美的风味越来越受到人们的青睐。永春县四季如春,野菜资源丰富,品种繁多。经名厨精心烹调,一道道味美可口的绿色保健食品,展现在人们的眼前。现介绍如下。

一、特色食品

1.仙草蜜。永春特产,具有清凉解暑的作用。

2.魔芋扒灵芝菇。魔芋,永春俗称"久头",具有降血脂保健作用。

3.树花蒸水蛋。产于福建等省,具有增强免疫力的保健作用。

4.珍珠牛肝菌煲。牛肝菌产于云南、福建等地,含有丰富蛋白质和维生素、氨基酸等营养成分,具有保健作用。

5.自助火锅。用鸵鸟、番鸭作锅底,配野菜及食用菌调食,营养丰富,美味无穷。

二、野菜品种

1.紫背天葵。产于中国南部地区,具有活血通络、抗病毒和肿瘤的功效。

2.白背天葵。产于广东、福建等地,具有清凉活血、降血脂的功效。

3.败酱草。分布于全国各地,具有清凉活血、保肝、防治阑尾炎的作用。

4.一点红。中国各地均有,具有清凉活血、利水消肿的功效。

5.龙须菜。分布于全国各地,具有滋肾润肺的功效。

6.野菠菜。分布于全国各地,具有增强人体免疫功能的作用。

三、食用菌品种

真姬菇、鸡腿菇、杏鲍菇、白茶树菇、红茶树菇、长根菇、袖珍菇、木耳环、平菇、香菇,以上食用菌味道鲜美,有很高的营养价值,能调节新陈代谢,降低血压,减少胆固醇,增进人体的健康。如香郁诱人的香菇有防治软骨病及癌变的功效等,历来是菜中佳品。

四、甜点

榜舍龟、鼠曲龟、永春肉饼、英都麻糍、塘头甜、九层糕、萝卜糕、蒸地瓜或蒸芋头、黄金糕等甜点是泉州各县市的特色糕点,各有风味,值得品尝。

五、小菜

1.山稀。产于福建等地,具有清凉保健作用。

2.树参。分布于全国大部分地区,具有舒筋活络、祛风除湿的功效。

3.芦荟。分布于全国各地,具有美容、防老、防癌的作用。

4.马兰。分布于全国各地,具有防治糖尿病、"慢支"的作用。

5.仙人掌。原产于墨西哥,永春苏坑等地有少量栽培,具有行气活血、清热解暑、促进新陈代谢的作用。

6.苦笋。分布广,具有益气清火、消渴爽胃的作用。

开发老中医药人才　促进卫生事业发展
—— 对振兴中医和缓解"两难"问题的探讨

摘　要: 中医药是我们中华民族的文化瑰宝,走过了五千多年的漫长岁月,为中华民族的繁衍昌盛做出了卓越贡献。在发展过程中,它集中融汇了一代代名医贤达的宝贵经验。而名老中医是当代中医药学术发展的杰出代表,代表当前中医学术和临床发展最高水平,是中医药宝库中一份宝贵财富。中医药以独特的理法方药,安全稳定的治疗效果和"简、便、廉、验"的优势,赢得了人们的信赖,并越来越受到世界各国的关注。开发老中医人才资源,对满足人民群众对名老中医的需求,解决后继乏术、乏才,推进中医药继承与发展具有深远的意义。开发老中医人才资源,应以单位聘任留用,使他们再做贡献;以集中优势创造条件,发挥团队精神;鼓励著书立说,把宝贵经验留传给后人,继承发扬;组织他们参与社会各种活动,充分发挥他们老有所为,老有所用,为中医药继承发展创新再做更大贡献。

关键词: 老中医;人才开发;作用与意义;开发思路

一、中医药的地位与作用

中国中医药博大精深,历史悠久,历经数千年而不衰,是我们中华民族的文化瑰宝。在其发展过程中出现了无数的名医大家和传世专著,形成了完整的理论体系和独特的诊疗方法,为保障中华民族繁衍生息做出了巨大的贡献。西方现代医学传入中国仅有

100 多年的历史,而中医药学在中国已经传承了 5 000 多年,中国人民就是靠中医药维持、发展和壮大的。

首先,从历史上看,在西方现代医学没有出现之前,很多国家都有自己的传统医药学。这里面鱼龙混杂,有的是科学的,也有的是不科学的。在西方现代医学出现以后,大浪淘沙,很多国家的传统医学逐步衰落,甚至消亡,包括在历史上曾经久负盛名的印度医学、阿拉伯医学都逐步丧失了原有的历史地位。而唯有我国的中医药学一花独放,仍然在世界医学中占据着举足轻重的地位,发挥着不可替代的作用。我们曾以占世界 1% 的医药费用维护着占世界 22% 人口的健康,达到了世界中等发展国家的水平,中医药为此发挥了独特的优势和重要作用。在抗击"非典",防治"艾滋病"、"禽流感"、"心血管病"中做出突出贡献,已得到世界医学界共识,显示出传统中医药的发展潜力和光明前景,而老中医药专家则发挥了中流砥柱的作用。这充分说明中医药学是科学的,是一个完整的科学体系,是为广大人民群众所承认、所拥护的。其次,从现实看,中医药学不仅有广泛的群众基础,而且逐渐走出国门,走向世界。很多国家领导人邀请中国医生到他们国家进行援外医疗时,点名要中医。还有些国外友好人士到中国就医,也是为中医而来。这说明中医药不仅得到了中国人民的认可,也得到了国际社会的认可。原卫生部副部长高强在 2005 年全国中医药工作会议上说:"离开了中医药工作就谈不到中国的卫生工作。""中医药学既是传统的,也是现代的;中医药学既是中国的,也是世界的。"这是对中医药学地位和作用的高度评价。然而,随着西药逐渐主导我国的医药市场,已薪火相传 5 000 年的中医药受到前所未有的挑战,一些先进国家,如日本对中医药的开发和研究在某些领域正在超过我国,拯救和振兴中医药的历史使命别无选择地落在我们这一代人身上。

二、开发老中医药人才资源的意义

拯救和振兴中医药,人才是关键。而老中医又在这一支人才队伍中扮演着传承和发展的重要角色。

(一)开发老中医人才资源,推进中医继承与发展

老年群体蕴藏着很大的财富和创造才能,是一笔非常珍贵的人才资源。尤其是老科技工作者有其自身特点,是重要人才资源,是实现科技兴国战略的一支重要力量。老中医是这个群体中的一部分,是中医药伟大宝库中一份珍贵财富。许多老中医都要经过勤求古训、拜师求艺和临床实践的长期磨砺、摸索、总结才有可能成为一位医术精湛的一代名医。如"金元四大家"之一的朱丹溪从小爱好医学,40岁后专心学医,曾离乡到东、浙各地访问名师,最后求教于杭州名医罗知梯,由于他意诚心坚,受到罗老悉心传授而成为一代名医,并成为"滋阴派"的创始人。现在60~70岁年龄段的老中医,正是新中国成立后"文革"前培养的学生和师承高徒,有着深厚中医理论基础和丰富临床实践经验,他们以疗效好、求诊者多名扬一方。从历史沿革看,名医的培养和成长过程相对漫长,培养速度与我们飞速发展的现代社会中人民群众对名医的需求不相适应,从而出现名医少,后继乏才、乏术的现象。因此,开展名老中医专家学术思想、临床经验和技术专长的继承,培养造就一批优秀中医临床人才和一代名医,推进中医药继承与创新,充分保持和发展中医特色优势具有现实意义。故开发老中医人才资源势在必行。

(二)发挥老中医的作用,促进海峡经济发展

福建与台湾一水之隔,由于受到地缘、气候条件、生产生活资料等组成的生态环境的影响,闽台两省中医药文化由此呈现出传

统性、地域性、民俗性等特征,形成了诸多具有鲜明民族和地方特点的传统医药文化活动和中医药体系,深受海峡两岸人民的信赖和肯定,并融入其健康理念之中。而大陆中医药的发展,在闽台中医药文化中都有着无可比拟的资源优势,尤其是名医和老中医的宝贵经验,极具感召力、吸引力、内聚力和亲和力。自 20 世纪 80 年代以来,两岸中医药界交流促进了台湾中医药的发展,不仅设立了中医、中药研究所,而且在台中创建了中西整合研究会,推动与交流中西药整合学术。90 年代以来,台湾中国医药学院已有不少中医、中药硕士生和博士生,而且台湾中医药期刊也逐渐增加了大陆学者的论文,使两岸中医药学术交流得到了一定发展。进入新世纪以后,两岸中医药往来互通、交流与合作频繁,不仅仅局限于民间和小范围内,而是着眼于面向世界更广泛的合作,在学术与经济发展上,充分发挥了优势互补,共谋中医药事业的发展。面对新世纪的挑战,如何促进海峡两岸中医药互补,共同发展,深受两岸同仁及有关部门的关注。可以通过人员互派,老中医专家、学者互相访问,以学术论文、名医论著为主进行学术会议交流,谋求中医药继承、发展、创新;以开发老中医验方、单方和中草药资源,促进生物医药研发产业化的发展;以老中医经验传授和师承等形式,加快两岸人才培养;从多渠道、多层面交流,大力弘扬闽台医药,促进我国中医药药事业的振兴及经济发展;加强对外交流与合作,推动中医药更广泛地走向世界。

三、老中医人才资源开发思路

第 46 届联合国大会通过的《老龄问题国际行动计划》指出:"必须提供机会,让自愿而又有能力的老年人参与当前的各种活动,并做出贡献。"为此,开发老中医人才资源,为他们再做贡献搭建平台,是我们必须研究的课题,开发老中医人才资源思路要点如下。

（一）单位留用，再做贡献

老中医 60 岁退休之时，他们的知识、经验并未退休，而是处于学术水平较高的时期。他们医疗经验丰富，治病疗效显著，应该说此时是人民群众最欢迎、最信赖，求诊患者最多的时期。在他们身体条件允许下，各单位应继续聘任留用，给予尽可能的关心照顾，配备助手，匹配经费，提供条件，使其能够心情舒畅地开展工作，发挥余热。这样既方便群众就医，又可起传、帮、带的作用，使他们的学术思想和宝贵经验得以继承发扬。我国在 1990 年决定在全国遴选 500 名老中医专家为指导老师，每人配备 1～2 名助手，以师承面授方式，通过 3 批的继承工作，已取得经验和成果，这是一种言传身教的个体培养模式和选拔人才的最主要方法，是各地参照执行一种最好的方式，也是师承教育模式，对学院教育起重要补充作用。

（二）集中优势，发挥专长

在政府主导、社团（中医学会、研究会等）引路、多方参与、社会支持下，多层次、多渠道、多形式，把有经验、有专长、群众信赖的退休老中医组合起来，将集中资源优势转化为市场胜势。切实落实吴仪副总理的要求，大力实施"三名"（名医、名科、名院）战略。如开办社区医院、名医医院或专家门诊等，既区别于一般医院，又不同于一般保健场所，使老中医继续发挥各自专长。同时配备医德高尚、业务基础好的中级以上中医师或中西医结合医师，充当助手，在老师悉心传授下，更快培养造就更多名医。这一方面可缓解患者找名医难和看病贵的问题，另一方面又可解决后继乏人，后继乏术之忧。这样以老中医为主体的医院，既能突出以中医药为主治病物美价廉、水平高超的优势，又能集中优势，发挥人才的团队精神，攻克西医难以解决的疑难病症和某些传染病，对于保障人民健康和振兴中医具有深远意义；同时也是最受人民群众欢迎的贴心医院,对于实施"名医、名科、名院"战略和中医药的继承与创新也是一大举措。

(三)著书立说,留传后人

名老中医是当代中医药学术发展的杰出代表,代表着当前中医学术和临床发展最高水平,是中医药的一份宝贵财富。通过著书立说,把老中医的经验整理,发掘,让其流传,发扬光大。在开发人才资源时,首先应开发老中医的学术水平和医疗经验资源,鼓励老中医或其助手为老师总结临床经验。像赵学敏著的《串雅》一书,系统整理和研究民间方药和技艺,使之得以流传下来,为民族健康服务。当代大师邓铁涛言及一位双桥罗老太太不识字,但她的拔正疗法使世界医学都解决不了的腰腿痛一次手法而愈。军医冯天有学得后,把它整理成一本书,震动一时,立成名医。然而民间仍有许多中医药绝招已被遗忘[1],因此,各有关部门和单位应高度重视,创造条件,把整理老中医医疗经验专著,列入各地科研项目,给予经费补助扶持,使他们早出书,出好书,早奉献社会。除此,还应鼓励他们献方、献艺,把他们单方、验方和一技之长整理发掘,流传千古。同时还可以组织老中医参与社会活动,如学术讲座、健康保健,深入贫困山区进行专家义诊,解决部分贫困村缺医少药和看病难的问题。通过多种活动,充分发挥老有所为、老有所用的作用。

参考文献

[1]邓铁涛.关于"非医攻博"的教育问题.中国中医药现代远程教育,2006,4(3):4.

(原载于《中国中医药现代远程教育》2007 年第 5 期)

养生与健康

养生是健康的保护神,善于养生则身体健康,不懂养生则病由此生。

"许多人不是死于疾病,而是死于无知,死于愚昧。"这是 1992 年,前世界卫生组织总干事中岛博士发出的忠告,他认为透支健康是最大的愚蠢。健康是人生第一财富,家庭第一幸福,社会第一资源,国民第一素质。失去健康,就失去一切,因为健康很难再生或不可再生,一旦失去,再先进的高科技都无法使受损的机体恢复到原来的状态。生命与健康是一条单行线,没有回头路。闯了健康的红灯,在健康的道路上违规,代价就昂贵了。金子可以"千金散尽还复来",而生命与健康却是"一江春水向东流",永不复回。闽南语"心命要顾,赚钱有数"给我们提示了生命健康的重要。用命换钱,人死了,钱没有花完,又有什么用。

健康——在精神上、躯体上、社会上达到完美的状态。世界卫生组织 20 世纪 80 年代对健康的经典定义是:"健康是躯体、心理、社会人际适应和精神道德上的良好完满状态,而不仅仅是没有疾病或虚弱。"

预防胜于治疗,生命重于泰山。《黄帝内经》指出:"上工不治已病治未病,圣人不治已乱治未乱。"西方谚语有:"一两预防胜过一磅治疗。"现代医学表明:1 元钱的预防投入,可以节省医药费 8.59 元,还能够节省相应的重症抢救费近 100 元。更重要的是病人少受罪、家属少受累。这个原理与抗洪救灾的情况很相似。如果能提前植树造林,山清水秀,加上加固堤坝,那就没有洪水发生,要比千军万马抗洪救灾,耗用大量人力物力重建家园,不知高明多少倍。廉价的预防,无价的生命。

人类所患疾病的病因 20％源于自身,80％是外因所致。人的健康由四大元素组成:(1)父母遗传基因占 15％;(2)环境因素占 17％(其中社会环境占 10％,自然环境占 7％);(3)医疗条件占 8％;(4)个人生活方式占 60％。个人生活方式的 60 分,就是 1992 年《维多利亚宣言》提出的健康"四大基石"十六个字,合理膳食占 13 分,心理平衡占 30 分,适量运动、戒烟限酒占 17 分。幸好 60％的决定因素是掌握在自己手中的生活方式上,上天把人类的命运交给了人类自己,这是造化对人类的眷顾。

遗传因素是内因,是疾病的基础。环境因素是外因,是疾病发生的条件。外因通过内因起作用。如果只有遗传倾向这种先天的因素还不至于得病,还需要有后天的因素,就是环境因素。疾病是遗传因素与环境因素长期共同作用导致的。遗传因素是父母的精子与卵子结合的那一刻所固有。环境因素包括病毒感染、热能摄取太多、活动量下降、肥胖、吸烟,以及心理压力过大、应激等。应激包括紧张、劳累、精神刺激、外伤、手术、分娩、其他重大疾病、使用激素等。例如,有一个人在过马路时被汽车撞伤,这有遗传因素和环境因素长期共同作用。(1)这个肇事司机可能有问题,如性情鲁莽,不遵守交通规则;或生性嗜酒,酒后驾车;或视力、听力欠佳,反应不够灵敏,这些欠缺都有遗传因素在起作用。(2)被撞的行人可能也有遗传因素引起的如大大咧咧,不遵守交通规则,不走人行横道等问题;或视力、听力欠佳,反应较慢,没有及时躲避飞驰而来的汽车。

"节约基因"假说认为为了适应饥寒交迫的生活环境,人体内逐渐产生了一种"节约基因",使人在得到食品的时候,善于把热能积攒起来,以备荒年,适者生存。在生活模式发生剧变时,遗传基因的变化赶不上生活水平的变化,等于我们在用吃糠咽菜的基因吃着大鱼大肉,用辛苦劳作的基因在享受安逸少动的生活,这是遗传因素的局限。医疗条件的改善是我们所追求的目标,遗传基因目前我们还没有办法改变,我们只能改变长期共同作用的另一个因素,即环境,改变不健康、不科学的生活模式。古人有言:"起居有时,饮食有节,作息有序,适者有寿。"

马克思说:"一种美好的心情,比十服良药更能解除生理上的疲惫和痛苦。"西方谚语说:"健康的一半是心理健康,疾病的一半是心理疾病。"病人首先是人,每日每时都有着思想和心理活动,这些活动都会显著影响疾病的进程。所以病人要保持战胜疾病的信心和安定、平和的心态,既不慌张失措、过分紧张,又不自暴自弃、放任自流,而是战略上藐视,战术上重视。恨、愁、怨、妒、怒、悲、思、恐、忧、惊、贪等不良心态都会引起疾病。研究表明,心情与人体免疫力、抵抗力和发病率都有极为密切的关系。气、急、累是许多疾病共有的、最重要的心理体验。嫉妒的心情比孤独、生气对健康危害更大。何为好心情?好心是爱心、善心、真心,好情是友情、亲情、爱情。爱心使人健康,善心使人美丽,真心使人快乐,友情使人宽容,亲情使人温馨,爱情使人幸福。西方谚语:"没有紧张,没有烦恼,就没有高血压。""死亡三联症"的饱餐、酗酒、激动都是猝死诱因。匆忙、紧张、焦虑会增加应激反应,使人处于一种持续应激的状态,使体内多种升高血压、升高血糖的激素过度分泌,使血压高、血糖升。要宽以待人,也要宽以待己,不要把自己逼得太紧。保持一种平常之心来对待一切十分重要。遵从天地自然之道,以顺其自然的平和中正态度来对待事物。懂得享受"人生三乐",第一助人为乐,第二知足常乐,第三自得其乐。

管住嘴迈开腿,吃动两平衡。18世纪一位法国医生讲过:"运动可以代替药物,但没有一样药物可以代替运动。"动是永恒的。活动使血流充分循环运行,消耗热能,改善全身代谢并增加抵抗力。走动、运动、活动,动则不衰,动则不肥,动则不病,动则延年益寿,动则长命百岁。1992年世界卫生组织指出,走路步行是世界上最好的运动。从猿到人,整个人的身体是步行进化的结果。从进化论的角度看,步行是人类最好的运动,对健康有特殊益处。最愉快的旅行者是步行者,最健康的长寿者也是步行者。俗话说"人老先老腿",所以"百练不如一走"。没事常走路,不用进药铺。饭后散步一定要等到饭后 1 小时再进行。因为吃完饭后,身体中的气血要到肠胃集合,消化食物。一心不能二用,饭后即刻散步,使得气血分散,对身体不利。要等胃内食物初步吸收后再行运动。不能久坐不动,成年人每天坐 11 小时,无论其他时间做多少体力活动,3 年内将比平均每天坐 4 小时的人死亡概率大 40%。成年人若每天静坐 8~11 个小时比每天静坐时间小于 4 小时的死亡概率大 15%。久坐会令人比实际年龄老 4 岁。但运动是一把双刃剑,过量运动,死得过快。每天 3 个半小时:早上起来活动半小时,中午睡上半小时,晚上步行半小时。日行八千步,三餐八分饱,夜睡八小时,是强身健体的有效方法。

戒烟限酒。吸烟有害健康。吸烟是 21 世纪人类最大的公害。吸烟对人体有百害而无一利。吸烟的盛行只有 200 余年的历史。酒有 5 000 余年历史,有源远流长的"酒文化"。酒是一把双刃剑,少量的酒是健康之友,多量的酒是罪魁祸首。酒后饮茶伤肾。酒精对心血管有很大的刺激性,而浓茶同样有兴奋心脏的作用。喝了酒血管会扩张,如果再喝茶,就相当于往已经充满气的气球里再充气一样,血管会破裂。各国研究显示,每 1 元的烟税收入,就有 1.2~1.4 元的相应损失。香烟燃烧后产生尼古丁、一氧化碳、二氧化碳、一氧化氮、氨、焦油、烟碱等成分。尼古丁可促使血小板聚集,加重动脉硬化。烟碱会刺激肾上腺素分泌,而肾上腺素是一种兴奋交感神经并升高血糖的激素,可造成心动过速、血压升高、血糖波动,对健康十分不利。吸烟会造成血管进一步收缩,特别容易造成大大小小的血栓阻塞血管,后果很严重。高密度脂蛋白胆固醇是以高为好,有人形容它是"好的胆固醇"。吸烟可使血液中的高密度脂蛋白胆固醇下降。适量饮酒,长期体力劳动和运动会使高密度脂蛋白胆固醇升高。肥胖者的高密度脂蛋白胆固醇也常见偏低。

饭后吸烟的害处。人在进食后,消化系统进入全面消化和吸收状态,这时胃肠蠕动频繁,血液循环加快,全身毛孔张开,而且排放一些多余的热能,加快组织细胞生物呼吸。饭后吸烟,烟雾中的有害物质会被肺部和全身组织大量吸收,给人体机能和组织带来比平时吸烟多得多的伤害。饭后吸烟使胆汁分泌过多,使胰蛋白酶和碳酸盐的分泌受抑制,影响食物的消化和吸收,真是"饭后一支烟,害处大无边"。要健康就戒烟。5 月 31 日是世界无烟日。

超重和肥胖所造成的提前死亡已成为公认的当代社会人们健康的大敌。肥胖是一种危险因素,又是一种基础疾病。只要肥胖,一系列的疾病就自己找上门来。一般男人的体内有 300 亿个脂肪细胞,而且当年龄大一点,这些细胞就会重一些,30 岁以后总是要比以前重一些。一般来说,女人胖容易胖臀部,男人胖往往胖肚子,男人比女人更容易得心脏病。心跳快了,表示交感神经过度兴奋,就像一辆汽车超载又超速肯定坏得快。体重指数近似公式:理想体重(公斤)=身高(厘米)-105,超重体重(公斤)>身高(厘米)-100,肥胖体重(公斤)>身高(厘米)-90,消瘦体重(公斤)<身高(厘米)-120。腰围:男性为 87 厘米,不超过 93 厘米;女性为 79 厘米,不超过 87 厘米。腰围超过标准,就是"苹果形肥胖"。裤腰带越长,表明肚子越大。肚子越大,表示脂肪越多。脂肪越多,表示动脉硬化越快,心肌梗死、脑出血越多。裤腰带理论——腰带越长,寿命越短。减肥的唯一途径就是做到"入不敷出",只要每天摄入量低于消耗量,体重自然就会下降。20 世纪 60 年代那时贫困,可能得的是肝炎、水肿、肺结核、传染病等"穷病"。现在国家逐渐强盛,人民生活逐渐富足,糖尿病、冠心病、脑卒中等"富贵病"就应运而生。

代谢综合征包括(1)高体重(超重或肥胖)、(2)高血糖、(3)高血压、(4)血脂异常症(高血脂)、(5)高血黏、(6)高尿酸、(7)高胰岛素血症。预防和治疗代谢综合征都应围绕降低各种危险因素,包括有效减轻体重,减轻胰岛素抵抗,良好控制血糖,改善脂代谢紊乱,控制血压等。坚持生活方式改变(减体重、多运动、心理健康等),防患于未然。

开发中草药资源,进一步发展永春经济

一、依靠科学进步,开发中草药,发展永春经济

当前,中国传统中医药正在许多国家和地区形成一浪高过一浪的热潮,21世纪将是中国传统中医药得以全面发展的时期。由于中草药副作用少,毒性低,药价廉,同时具有保健、康复、养生等功能的优点已越来越引起世界各国的重视。目前,中草药出口遍及世界130个国家和地区。据世界卫生组织统计,当前全世界40多亿人口中,80%的人使用天然医药。全球植物药销售额达27 000美元,目前世界六大行业,药业排第一位。这正是民族传统医药备受青睐的原因,也为中国传统中医药的全面复兴与发展提供了前所未有的机遇。中国现有中药资源12 807种,各种药用植物资源丰富,是世界上最大的中草药生产国。在整个自然科学领域,中国最具有实力和后劲的就是中医药。世界顶级的科学家在《诺贝尔奖获得者巴黎集会宣言》中预言:21世纪应当是东方人的世纪,是中医药文化与中医药人才走向世界的世纪,也应当是回归自然与生态医学的新时代。由此可见,开发中草药资源,发展永春经济有美好的前景。

永春地处南亚热带与中亚热带过渡气候带,植物品种繁多,早在20世纪六七十年代就是福建省重要的南药出口基地县。依靠科技进步,发展中草药,重振南药出口基地县雄风,借助生物医药在我县建立的大好机遇,努力加速建设永春县中草药产业化基地,

必将成为入世后永春经济发展的新增长点。

二、建设我县中草药产业化的基础和现状

1.自然条件优越。永春系丘陵地带,气候温和,年平均温度20.4 ℃,雨量充沛,降雨量 1 681.6 mm,属中、南亚热带气候,一年四季如春,土壤肥沃,森林覆盖率高,很适合中草药生长与栽培,野生中草药材资源十分丰富。野生中草药品种逾千种,储存量逾万吨。据不完全统计,一都岱山原始森林有 56 科 94 种植物,牛姆林生态保护区有高等植物 134 科 715 种。1997 年出版的《福建永春旅游风光》报道全县几个旅游点有中草药 116 科 418 种。

2.中草药种植初具规模,引种和出口中草药已有悠久历史。60—70 年代,中草药、中成药是我县三大外贸出口的大宗产品之一。同时,我县历来重视中草药引种:新中国成立前引种紫苏、佩兰、薄荷等,解放初引种一见喜、砂仁;60 年代引种玫瑰茄、茯苓;70 年代引种苏木、白术、厚朴、川芎、牛膝、元胡、益智、枳壳、肉桂、郁金等;80 年代引种罗汉果、甜叶菊、排草、瓜蒌、姜黄、西洋参等;90 年代引种无花果、芦荟、仙人掌、绞股蓝;近年引种银杏、川楝等。重视中草药野生转家种,如金线莲、楮头红、日月叶、天门冬、麦门冬等。尤其是生物医药公司引进铁皮石斛等已在我县种植,并建立示范种植基地。

3.传统中成药久负盛名。主要有养脾散、灵应茶饼、惊风锭、补脾散、参桂养脾散、参玄堂灵应茶饼等 10 余种,久负盛名,均出口多个国家和地区。新研制的有"吴氏 186"洁肤露、青钱柳茶等。

4.实施 10 多项科技课题。县科技局多年来组织实施了 10 多项省、市、县科技课题,如省级星火计划项目:玫瑰茄天然食用红色素开发、肉桂种植技术开发;市科委项目:高纬度春砂仁丰产栽培;县科技项目:西洋参引种试验、药用野生植物风鼓斗草(楮头红)人

工培育试验、川楝等阔叶树速生优质栽培研究、银杏栽培技术研究等，以及对东风肉穗草、千层塔进行组培已获得成功。

5.获中医药奖多项。主要有：《永春县中药资源普查报告》获省经委、省中药资源普查工作领导小组"资源普查工作综合奖"；"春砂仁北移丰产试验"获市科技进步三等奖；"罗汉果试种初步成功"、"举阳丸治疗肾虚阳痿 100 例临床观察"、"金樱根为主治疗闭经 50 例"等获县科技进步奖。清清香获得国家发明专利。

6.中草药资源丰富。1986—1987 年，我县共普查出动植物药材品种 872 种 157 科 480 属。编写的《永春县中药资源普查技术报告》、《永春县中药资源名录》、《永春县部分中药资源开发、区划报告》、《永春县重点药材蕴藏量分级区划图》分析了我县的中草药资源分布、藏量和发展方向，对中草药产业化基地建设提供了科学依据。目前金线莲、铁皮石斛等一些新品种又在我县种植成功。

三、建设中草药产业化基地的思路

1.建立中草药种植示范基地。我县引种中草药历史悠久，许多引种的南药已成为我县出口创汇的当家品种。经验表明：各种南药在永春种植，都可以获得成功。可由福建永春生物医药有限公司为主体，县科技局、各乡镇科协、农场、林场、果场及县医药公司、中医院、县制药厂等单位配合，并以清华大学长江研究院、南方药科大学、中国药科大学等有关研究机构为技术依托，建立中草药示范园。以金线莲、青钱柳、铁皮石斛示范种植基地为主，并巩固和发展我县川楝、肉桂、草红花、砂仁、楮头红、芦荟、无花果、银杏、乌梅、茯苓、玫瑰茄、刀豆、白术、绞股蓝等种植示范园。利用现代信息技术，及时了解国内外中草药种植专业人才，对示范园、种植基地及全县药农开展技术指导培训。增加科技投入，组织实施一批中草药引种示范科技项目，做好中草药引种示范和成果推广转化。

2.建立野生中草药采收基地。我县野生中草药资源相当丰富。据普查,1万公斤以上的有乌梅、虎杖、鸡血藤、鱼腥草等10多种;1 000～10 000公斤的有桂枝、银花、射干、百合等75种;100～1 000公斤的有瓜蒌、白前、半夏等35种。由于野生中草药地域性很强,我县还有一批珍稀中草药品种,如金线莲、楮头红、千层塔、野葛等,有待进一步开发利用。还有一大批本地野生中草药可大量采收,如菝葜、桃金娘、一枝黄花、玉叶金华、星宿菜等数百种。

采收野生中草药,要注意以市场为导向;注意采收与收购挂钩,科学采收与药用植物资源保护相结合;注意可持续发展战略,加强生态资源保护,避免珍稀中草药濒临灭绝。要加强科技指导,注意中草药野生转家种,保护资源,切忌掠夺性采收。

以县医药公司为主负责中草药收购,将生产种植与收购、研发、销售出口紧密结合,进一步开拓海外市场,迎接入世挑战。

3.建立中草药生产加工基地。以生物医药有限公司和永春制药厂为龙头,以金线莲、铁皮石斛、青钱柳及传统中成药养脾散等为主要产品,实施名牌战略,发展出口创汇型系列产品。要立足本地药物资源,加强药用成分科学分析,根据市场需求,扩大中成药生产加工,依靠科技进步,在原有国营、民营药品生产企业的基础上,不断发展永春药业,最终在闽南地区形成植物医药产业链,进而打入国际市场。

4.建立以县中医院为主的验证基地,把临床纳入生物医药研发中心建设。建设永春中草药产业化基地,充分发挥侨台优势。如,被誉为"首创成功科学中药之祖"的台湾东阳制药有限公司董事长林世哲先生正是永春籍旅台企业家。

当前,应以发展生物医药为契机,充分开发利用我县中草药资源,统筹规划,依靠科技进步,使种植达到规范化、产业化,以组培、快繁、新品种发掘、新药新剂研发、新成果应用推广和中药 GAP 基地建设推广为突破口,扎实推进我县中草药产业化基地建设,改变农业产业结构,推动地方农业发展,繁荣永春经济。

乾隆养生之道

我国自秦朝开始共 259 个皇帝,可查出年岁的有 209 人,其中活到 70 岁以上的长寿皇帝只有 8 人,他们是:汉武帝刘彻,70 岁;南北朝梁武帝萧衍,86 岁;武则天,81 岁;唐玄宗李隆基,87 岁;宋高宗赵构,81 岁;元世祖忽必烈,80 岁;明太祖朱元璋,71 岁;清高宗乾隆,89 岁。

乾隆是中国历代皇帝最长寿的皇帝。清廷医案这样记载:嘉庆四年大年初一,"皇上圣脉安和,唯气弱脾虚,议用参莲饮:人参5 分,建莲 3 钱,老米 1 钱半(炒),水煎"。按:以上三味药,对一个脏腑功能已衰竭的老人,岂能有回天之力? 事隔两天,即大年初三,乾隆就逝世了。

乾隆向来身体健,并无大病,基本上是尽其天年,寿终正寝,谓无疾而终。他的寿命比同时代的人平均寿命多长 1/3。乾隆为何成为长寿之冠,已成为养生家感兴趣的研究课题。医学家从心血管方面做了研究,认为乾隆长寿的因素有三:一是他特别爱好运动,喜欢狩猎,遍游名山大川;二是节饮食,慎起居;三是长期对症服长寿药。但最主要的是乾隆有一套科学的养生法,就是一切按照规律办事,按时作息,不过劳累,不暴饮暴食。他一年四季都是凌晨 6 点多起床,洗漱后再用早膳,早餐后,处理政务,再与大臣议事,午后游览,晚饭后,看书习字,作文赋诗,尔后就寝。

乾隆根据自身体会,总结出"养生四诀",即"吐纳肺腑,活动筋骨,十常四勿,适时进补"。"十常"为"齿常叩、津常咽、耳常弹、鼻常揉、睛常运、面常搓、足常摩、腹常旋、肢常伸、肛常提"。"四勿"

为"食勿言、卧勿语、饮勿醉、色勿迷"。除此乾隆还有不少养生名言,值得我们参考。如"节饮食、慎起居,实祛病之良方也。""老年人饮食之类,当名择其宜于身者,所好之物不可多食。""老年人饮食宜淡薄,每兼蔬菜食之则少病,于身有益。农夫身体强壮,至老犹健者,皆此故也。"

再者乾隆善诗文,一生写了 1300 多篇,作诗 4 万多首,因写作是用右脑,多用右脑也是长寿的原因之一。还有,乾隆不迷恋女色是历代少有的,这也是他长寿养生之特色。

老年人的合理营养

古人云:"安身之本,必资于食,不知食宜者,不足以生存也。"合理的饮食、合理营养,可以使人身体强健,益寿延年。

一、合理营养的含义

人类为了维持生命与健康,必须每天从食物中获取人体所必需的各种营养物质。以往多数人往往看重营养不良的危害,认为营养不足可致体弱多病,会影响人体健康,相反对营养过度及营养不平衡的危害却认识不足。以往人们往往认为肥胖是福相、富贵体型,是营养好的象征和健康的标志,而实际上肥胖是热量入超导致的营养不平衡的结果。肥胖有许多危害,使活动能力减退自不必说,还与高血压、高血脂、冠心病等心血管疾病以及糖尿病的发生有密切关系。因此,讲究营养要讲合理营养,也就是每日由食物摄入营养物质要适度,既不能缺乏也不能过度。缺则不能满足机体生理活动的需要,影响人体健康;过了也会引起机体异常变化,或体内积聚过多,或干扰其他营养物质的利用,使代谢异常,有时甚至可产生中毒现象,而这对人体的危害也绝不能低估。近年来许多现代文明病包括癌症在内,同营养过剩或营养不平衡有关。老年时期这种营养过剩或营养不平衡对健康的危害就更大。这已引起越来越多人的重视。总之,合理的营养能促进机体的正常生理活动,改善机体的健康状况,增强机体的抗病能力,提高免疫力。

合理营养可使老年人精力充沛,提高工作效率,对抗老防衰、延年益寿具有极其重要的作用。

二、合理营养的要求

所谓合理营养是指膳食营养在满足机体需要方面能合乎要求,也就是说,由膳食提供给人体的营养素,种类齐全,数量充足,能保证机体各种生理活动的需要。达到合理营养要求的膳食一般称为平衡膳食,基本要求是:(1)膳食中热量和各种营养素必须能满足人体生理和劳动的需求。膳食中必须含有蛋白质、脂肪、糖类、维生素、无机盐及微量元素、水和膳食纤维等人体必需的营养素,且保持各营养素之间的数量平衡,避免有的缺乏、有的过剩。因此,食物应多样化。因为任何一种天然食物都不能提供人体所必需的一切营养素,所以多样化的食物是保证膳食平衡的必要条件。(2)合理的饮食制度。如餐次安排得当,可采取早晨吃好、中午吃饱、晚上吃少的原则。(3)适当的烹调方法。要以利于食物的消化吸收,且有良好的食品感官性状,能刺激食欲为原则。老年人的膳食宜嫩、软,容易消化,一般应限制油腻食物。(4)食品必需卫生且无毒。当然由于人们的生活环境不同,饮食习惯、健康状况等也千差万别,对营养的要求也就各不相同。在实际生活中只有根据合理营养的基本要求,按照每个人的性别、年龄、劳动状况、健康情况等方面综合考虑,安排好每日膳食,才能真正达到合理膳食的要求。

三、平衡膳食的构成

1.平衡膳食的内容。平衡膳食是由多种食物构成的,它能为人体提供足够数量的热量和营养素,且能保持各营养素之间的数量平衡,主要包括:(1)热量及热源质配比平衡;(2)氨基酸平衡;(3)脂肪酸平衡;(4)酸碱平衡;(5)维生素平衡;(6)无机盐平衡。

2.平衡膳食的组成。平衡膳食应由尽可能多样的食物组成,这些食物大致可分为两大类:第一类是保护性食品,富于无机盐、维生素及优质蛋白质,例如肉类食品、蔬菜、水果等;第二类是热能食品,是热能的主要来源,如粮食、食用油、糖类食品等。保护性食品对于维持机体正常生理功能具有保护作用,是每日膳食不可忽视的主要部分。而保护性食品只有在摄入足够热能食品的前提下才能发挥作用,故二者应相辅相成,不可偏废。日本提倡每日膳食应保证 30 种以上食物,而我国膳食结构的特点则要求每天至少能吃到 20 种以上食物,大致可按以下种类和数量予以安排(以一般轻体力活动老年人为例):粮谷类及薯类 3 种,300～450 g;豆类及其制品 20～30 g;蛋类及其制品 50 g;畜、禽肉类 20～30 g;乳类及其制品 250 g;水产品 1 种,每周 50 g;动物内脏 1 种,每周 50 g;蔬菜 3～4 种,300～500 g,其中至少 1/3 以上为绿色、黄色、红色等深色蔬菜;水果 1～2 种,约 200 g;菌藻类食品 1 种,10 g;坚果类食品 1 种,30～50 g;植物油 15 g。

四、老年人膳食的原则

1.食物多样化是保证膳食平衡的必要条件。食物多样化,一是注意食物选择,要合理搭配主副食,粗细兼顾;二要不偏食,不择食,对各种食物既不要偏爱,也不拒食。只有如此,才能保证营养既合理又全面。

2.饮食宜清淡可口。过于油腻食物难以消化吸收,不适合老年人的消化生理特点,同时对防治老年人心血管疾病等多发病也不利。

3.合理烹调。为适应老年人牙齿状况及消化机能减退的特点,食物加工宜软而烂,应多采用煮、炖、熬、蒸等烹调方法,少用煎、炸。还要注意食物的色、香、味、形等感官性状及适当照顾饮食习惯,以刺激食欲。

4.饮食有节。一是切忌暴饮暴食,尤其是晚餐不宜食之过饱,因过饱可使膈肌上升,影响心肌供血,是诱发心肌梗死的危险因素;二是切勿过度饮酒,少量适度饮酒可促进血液循环,具有延年益寿之功效,但过度饮酒却有百害无一利;三是控制某些食物的过多摄入,如肥肉、纯糖食品、含胆固醇高的食品等;四是控制热能食品摄入,如主食、脂肪、食用糖等,对于超重或肥胖者更应注意限制热能食品摄入。老年人以维持标准体重最为理想。

5.少食多餐。老年人除了应保持一日三餐正常摄食外,为了适应其肝糖原储备减少及消化吸收能力降低等特点,可适当在晨起、餐间或睡前安排一些点心、牛奶、饮料等食物,作为补充。每次数量不宜太多,以保证每日总热量不入超为准。

6.适当进食一些具有延年益寿、防老抗衰的食物。在保证合理膳食的前提下,老年人应特别注意每日应保证一定数量的优质蛋白质,如瘦肉、牛奶、蛋、鱼等动物性食品以及各种大豆制品;适当多吃一些具有降低血胆固醇作用的食物,如洋葱、蘑菇、木耳以及海带、紫菜等海生植物,这对于防止动脉硬化,减少脑血管意外有一定作用;每日膳食中蔬菜及水果不能缺少,一是保证维生素及无机盐、微量元素供给,二是提供膳食纤维,对于防治便秘及心血管疾病具有良效;还可以适度应用人参、黄芪、桂圆、山药等有抗衰老作用药物、食物,制成药膳。

7.食物不可过咸。因"咸走血,多食之令人渴"、"味过于咸,大骨气劳,短肌,心气抑"、"多食咸,则脉凝泣(涩)而变色"。按现代医学观点,食盐摄入过多,是高血压等心血管疾病发病的危险因素之一。

8.控制吸烟,合理安排作息,保证充足睡眠和适度娱乐,丰富文化生活,以使心情舒畅、精力充沛,这也是保证老年人合理营养所必需的。

9.适当多喝水。老年人体内水量逐渐下降,若不适量增加饮水,会使血液黏滞度增加,易诱发血栓形成及心脑疾患,还会影响肾脏的排泄功能。老年人每日应摄入水量应在 1 500 mL 以上。

10.细嚼慢咽,也可咀嚼一些小食品,以使唾液分泌,充分溶解食物中的化学物质,以对味蕾产生较强刺激。

天然香养生访谈

主持人黄樱:短片中,我们看到永春制香业正从单一的敬佛向养生香跨越,而养生正是中国香文化得以不断传承的重要原因,那么香品为何能够怡情养性,成为古人的四般闲事之一呢? 我们有请国家级老中医药专家周来兴上台探讨。

主持人黄樱:周先生,看完刚开始的香道表演,你有什么感受?

周来兴:感受香文化的内涵,香品是自然造化之美,来自于大自然,是汇聚大自然精华而成。人类从最初的简单用香,到后来富有文化理念的品香、咏香。时至今日,燃香已经不是单纯的品香、咏香的概念了,而是以天然芳香原料作为载体,融自然科学、人文科学、生命科学为一炉,越来越受到保健、养生、防病等领域的重视与应用。

主持人黄樱:周先生,您认为天然香有哪些防病养生作用?

周来兴:香主要的防病养生作用有:(1)养神安神。香味香气是天地间之正气,沁人心脾,使人心情平静、舒畅,精神平衡,所以品香过程有助改善情绪,平静心灵,从而养生健体,达到治病的效果。(2)开窍醒脑。香气能开窍醒脑,活动经络,消除疲劳,提高工作学习效率。(3)调和气血。"气血闻香则行",辛能行气活血,使气血调畅,阴阳平衡,则无病体安康。(4)芳香避秽。香能净化空气,祛邪杀菌,还可以适当阻隔疾病的传播与蔓延,达到防病治病的目的。

主持人黄樱:它的理论和科学依据是什么?

周来兴:香,是根据中医"内病外治"、"气血闻香则行,香善走,透达经络脏腑、四肢百骸而无所不至"、"百病皆生于气",而"辛走气"的理论,选用辛味芳香中药配制而成,具有清新空气、祛邪杀菌、提神醒脑等功效,《黄帝内经》云:"夫邪之客于形也,必先舍于皮毛。""病先从皮毛入,药即可由此进。"指出外邪多由肌表、口鼻侵袭;药物也可以通过皮肤、口鼻吸收,而达到治病的目的。正如《神农本草经》"凡邪恶之气,必从口入……得芬芳清阳之气,则恶气除而脾胃安矣"所言。马王堆汉墓出土的一批香囊、香炉,内有辛夷、肉桂等芳香药物,汉代名医华佗把丁香、百部等药物,制成香囊悬挂于室内,用来预防肺结核;北宋《梦溪笔谈》中记录用苏合香来治病;明代的李时珍则用线香"熏诸疮癣";民间端午节用艾叶、菖蒲等草药挂在门边,或进行燃烧,其烟雾就有杀虫毒、避浊气的作用。这些说明香的防病养生尤其具有理论依据和历史渊源。

现代许多科学证实,天然香料营养成分十分丰富,有助于人体的健康。有学者报道香熏苹果的气味可以使焦虑的人降低血压,缓解惊慌情绪;薰衣草的香气可以促进新陈代谢,使人提高警觉。芳香气味分子通过呼吸道黏膜吸收后能促进人体免疫球蛋白的产生,提高人体的抵抗力,气味分子还能刺激人体嗅觉细胞,通过大脑皮质的兴奋抑制活动,调节全身新陈代谢,平衡自主神经功能,达到生理和心理功能的相对稳定及身心健康。同时芳香中草药大多含有辛味。有关药理研究表明,辛味药具有发散解表、行气活血、开窍等作用。辛入肺走气,开通玄腑,调节气机升降通道,以利解表祛邪。科学研究进一步说明了香的防病养生功用。尤其是以天然香料或中药材制作的香品,原汁原味、品质极佳,"淡淡乎似有若无,幽幽哉回味悠长"。其特点清新、爽神,久用也不会出现头晕不适之感觉,醒脑提神,更不会有心浮气躁和香味刺鼻之不适,其香气醇和、浓淡适中,假使深呼吸也不觉刺激。而化学香远远不能与天然香料相媲美。有别于此,天然香品更有安神、保健、养生、祛病等功效,是今后香业发展的主流。

浅谈"优生提倡适当高婚"

优生古今均有大量资料记载和报道,但从"高婚"这方面谈优生则少见。笔者根据 1987 年元旦《月老报》第 7 版《优选配偶可生神童》的论述和祖国医学对男女生长、发育的记载,以及现代科学对生物学的研究,认为优生应该提倡适当的高婚,这不但有利于提高人口素质,而且是关系到子孙后代,种族繁衍和民族昌盛不可忽视的大事,同时对于开展计划生育,提倡晚婚晚育也大有裨益。

什么叫高婚?女人与年龄比自己高 8～10 岁以上的男人结婚,有些地区称这种婚姻为高婚。现代科学关于生理、生育方面的研究以及大量事实证明,凡高婚者,如果在没有受到一些疾病(特别是遗传疾病)或烟酒及某些药物等不良因素影响的情况下,他们的后代大多数很聪明。如果高婚者本身是高智者又没有受到上述不良影响,那么他们的后代就更容易出现天才。国外学者为了证明这个科学道理,曾经搜集了 2 000 多名世界各国的天才人物(其中有科学家、哲学家、艺术家、诗人、学者)的生育父母的年龄差,结果并不是偶然的发现,那 2 000 多名天才人物的生父年龄都比其生母的年龄高了很多,大多相差在 10 岁以上,最少的也不少于 7 岁,最多的是中国历史上被崇拜 2 000 多年的大圣人孔夫子,他的父亲(叔梁纥)竟比他的母亲(颜征)大了 54 岁。就是说,那些学者们所搜集的 2 000 多名天才人物都是高婚者的后代,如莱蒙托夫出生时他父亲 27 岁,母亲 17 岁;果戈理(文学家)的父亲 32 岁,母亲 18 岁;爱因斯坦(科学家)的父亲 32 岁,母亲 21 岁;贝多芬(音乐家)的父亲 32 岁,母亲 22 岁;柴可夫斯基(音乐家)的父亲 45

岁,母亲 27 岁;还有契诃夫(作家)、席勒(文学家)、居里夫人(科学家)其父母年龄分别相差在 11 岁、9 岁、8 岁。因此,他们的结论是夫妻相差 10 岁左右最容易生育天才人物。而日本一些专家却提出丈夫要比妻子大 15 岁为好。这是因为智力的遗传大多来自父亲,而 30 岁以上的父亲正是智力成熟的时期,年轻的母亲则给婴儿在母亲腹中的良好发育创造了条件。祖国医学在《周礼·地官》云:"令男三十而娶,女二十而嫁。"《谷梁传》亦有同样的论述。宋代《诸氏遗传》又从男女生长、发育过程论述"男虽十六精通,必三十而娶,女早十五而天癸至,必二十而嫁",认为如此方能"孕而育"、"育而子,坚壮强寿",否则优生无望反于身有害。可见古代从男女生长、发育过程中的差异,提出男子当 30 岁而娶,女子当 20 岁而嫁的观点,此不难看出存在高婚的含义。

在社会上细心考察一下,不难发现以下现象,不少夫妻都是一起毕业的大学生,其子女往往并不比父母聪明;而一个女子如果有两次婚姻并且都有生育孩子,往往那个年龄高得多的丈夫所生的孩子比较聪明;有些人并不聪明,但由于高婚,其子女却往往很聪明。这些也都说明高婚可得贵子的现实意义。当然也有高婚而后代并不聪明,这大概是受前面所说不良影响所造成的缘故。

只要进一步分析一下,其实不仅人类有高婚得贵子的现象,而且许多生物(暂不敢说全部都有一样的现象)要繁殖其优良品种后代,也必须"高婚"才行,甚至是根本不能违背的。比如许多作物的雄性花一定要比其雌性花提早 1 周以上开放(花也有计算年龄的)。再如,若想要培育优良的杂交水稻品种,其父系谷种一定要比母系谷种提早 1 周播种(稻子是计算秧龄的)。动物方面,比如蜜蜂,养蜂专业人员都懂得,雄蜂幼虫一定要比雌蜂幼虫提前 16 天孵化成蜂,而雌蜂幼虫孵化成蜂只 3 天就得交配(结婚)。这样它们的后代才会既多又壮,它们的群体才会兴旺发达,否则反之。按蜜蜂的寿命(40 天左右)计算,它的一天胜过人的一年(岁),那么,它们的"夫妻"必须相差 16 岁,因此,蜜蜂也是有"高婚"的。

　　总之,许多动植物的"婚育"有以上所说的"高婚"现象,这是不是一切生物繁殖的普遍规律,还有待于生物学家们进一步研究。若皆如此,人岂能别。

　　因此为了提高民族的人口素质,为了国家的繁荣昌盛,我们应提倡适当的晚婚和高婚。

医案选录

咳嗽 1(支气管哮喘)

许某,女,35 岁。2009 年 10 月 26 日初诊。

主诉:咳喘反复发作 6 年,近日咳喘再发加剧。

现病史:6 年前因劳感寒,不注意治疗,而致每逢秋冬之交感邪后发作,屡发屡治,未能根除。今日因风寒外侵,咳嗽加剧,喉中痰鸣,咳痰色白,咳出不爽,关节酸楚,伴微恶风寒,纳谷不香。舌苔薄腻,脉浮滑。

体检及辅助检查:T 37.3 ℃,P 82 次/分钟,R 21 次/分钟,BP 120/70 mmHg,胸廓发育正常,双肺可闻及哮鸣音,心律齐,无病理性杂音,肝脾未触及。血常规:WBC $10.3×10^9$/L;胸片:双肺纹理增粗,示支气管感染。

西医诊断:支气管哮喘,支气管感染。

中医诊断:咳嗽(风寒夹湿,肺热内郁)。

治则:疏散风寒,燥湿祛痰,清肺平喘。

处方:麻杏苡甘汤加减,麻黄 5 g、杏仁 10 g、薏苡仁 15 g、半夏 10 g、鱼腥草 20 g、紫菀 10 g、款冬花 10 g、葶苈子 10 g、紫苏子 10 g、白果仁 10 g、甘草 6 g。6 剂 ,水煎服,日 1 剂,分 2 次服。

医嘱:注意保暖,避风寒,多休息,忌辛辣油腻之品。

二诊(11 月 3 日):服上方 6 剂,咳喘平,恶寒酸楚已除,咳痰减少,原方再 12 剂,诸症消失,继用玉屏风散和六君子汤加减,共调治 1 个月,随访 1 年未见复发。

按:支气管哮喘,治标易治本难,发作期往往应用西药,尤其激素可以控制病情,但对患有胃病或体弱的患者用之则副作用突显,故采用中医药治疗有其优势,不但能治标,又能治本,且抗复发。在本例则体现其特点,先以麻杏薏甘汤为主疏散寒湿,清肺化痰定喘治其标;方中麻黄发散风寒、宣肺平喘;杏仁化痰止咳,助麻黄理肺气;薏苡仁除湿利水,使湿邪上下分消;鱼腥草清肺消炎;半夏、冬花、紫菀、苏子、葶苈子化痰止咳、降气定喘;白果仁敛肺定喘,配甘草甘缓以制肺气过于宣散,使整方敛而不留邪,宣而不耗气,完其美,取其效。继则用玉屏风散益气固表,以增强抵御风邪能力;六君子汤健脾化痰,断其宿饮,以培土生金,截其复发之根,使标本兼顾,体现治标固本的重要性。

咳嗽 2(慢性支气管炎)

刘某,男 52 岁,永春湖洋人,2009 年 2 月 21 日初诊。

主诉:咳嗽反复发作 2 年余,近期加剧。

现病史:2 年前因感寒咳嗽,嗣后每年秋冬之交咳嗽 2~3 个月,屡治屡发,近半个月来咳嗽加剧,用过氨茶碱、扑尔敏、咳特灵等,咳嗽稍缓解。刻诊干咳频作,痰少不易咳出,咳逆上气,咽干不适,舌苔薄,脉小滑尺弱。

体检及生化检查:T 37.3 ℃,P 76 次/分钟,R 19 次/分钟,BP 136/82 mmHg,未闻及干湿性啰音,心率齐,肝脾未触及。胸透:肺纹理增粗;血常规无异常。

西医诊断:慢性支气管炎。

中医辨证:咳嗽(阴虚咳嗽)。

治则:滋阴润燥、宣肺止咳。

处方:麦门冬汤加减,沙参 15 g、麦门冬 10 g、制半夏 10 g、薏苡仁 15 g、百合 15 g、百部 10 g、白僵蚕 10 g、鱼腥草 15 g、甘草 6 g。6 剂,水煎,分 2 次服,日 1 剂。

二诊(2 月 28 日):药后咳嗽大减,咳即爽,咽干气逆亦瘥,再 6

剂,咳嗽基本痊愈。

　　按:此病因感邪失治,邪恋于肺,久咳伤阴致肺阴亏虚,阴虚痰火上逆。方中沙参、麦冬、百合养阴润肺,兼以清热;鱼腥草、僵蚕、百部祛风清肺泻火,润肺化痰止咳;制半夏、薏苡仁、甘草健脾利湿,降逆下气,祛痰利咽。诸药合用有滋阴润燥以养肺补其损,又有清肺祛痰火,除余邪之犯,更有健脾利湿,培土生金,以杜生痰之源的功用,全其美,使久咳获愈。

风温(肺部感染)

　　辜某,男,24 岁,2010 年 10 月 2 日初诊。

　　主诉:发热,下午为甚,5 天。

　　现病史:5 天前因感冒,且饮啤酒,病情加剧,发热(T 40 ℃)无汗,微恶风,咳轻,周身酸楚乏力,而住县医院,血检白细胞 12.4×10⁹/L,胸部拍片示两肺感染,用抗生素、抗病毒、激素及退热药,配中药小柴胡汤合银翘散 3 剂,热稍退,T 39 ℃,但用药 5 天,发热时退时高,体温在 39～40 ℃之间,夜半求诊。刻诊:发热以下午至夜为甚,无汗,微恶风,周身酸楚乏力,口干渴,不多饮,咳轻痰少,胸闷,脘腹稍胀,小便色黄,大便 2 天未解,舌苔薄黄稍腻,脉浮滑数。

　　体检与辅助检查:T 40 ℃,P 96 次/分钟,R 32 次/分钟,BP 130/70 mmHg,肺可闻及少许湿啰音,心(一)。X 光报告:肺部感染;血常规:WBC 12.6×10⁹/L。

　　西医诊断:肺部感染。

　　中医辨证:风温(邪热壅肺)。

　　治则:解表宣肺、清热利湿。

　　处方:麻杏石甘汤加味,麻黄 8 g、薏苡仁 20 g、杏仁 10 g、石膏 15 g、陈皮 15 g、芦根 15 g、甘草 3 g。2 剂,水煎服。

复诊(10 月 4 日):诉当晚夜 3 时服药 1 剂后 1 小时发汗出周身,热退 38 ℃,次日再 1 剂,热退,周身酸楚解除,纳差乏力,给予生脉散加荷叶、麦芽益气阴调脾胃而收功。

按:本案因感冒邪未解复饮冷伏邪化热,形成表里兼证。患者高热 5 天,西医诊为肺部感染,给予大量抗毒素及一天 5～6 瓶葡萄糖水,虽要消炎退热,但大量葡萄糖水直接输入人体,可致湿从内生,与表邪胶结不解,病势缠绵;更甚又用小柴胡汤合银翘散,虽有表里双解,但湿邪未清,热邪恋湿,缠绵难解。综观患者周身疼痛,发热午后尤甚,无汗、恶风、脉浮,为风湿表实之候,与《金匮要略》麻杏薏甘汤证合拍,方中麻黄散寒,薏苡仁除湿,杏仁利气助通泄之用,甘草补中,予胜湿之权,故取之散风祛湿以解表;口干渴、咳嗽,大便两天不解,舌苔黄、脉滑数说明本例非单纯风湿在表,而兼有里热内郁肺胃。方中加入石膏辛寒入肺胃经,以清肺胃之热,助芦根善清肺热以生津,妙用陈皮理胃气防寒凉伤胃,药精味少,故中病机。1 剂热退,二剂症除,继以生脉汤加味益气阴,调脾胃以防邪热伤正之害。

悬饮(渗出性胸膜炎)

刘某,男,58 岁,永春县湖洋镇人士,2009 年 3 月 1 日初诊。

主诉:咳嗽、胸闷胸痛 10 余天

现病史:10 天前因劳感寒,发热畏冷,咳嗽胸胁引痛,深呼吸加剧,经当地卫生院对症治疗,发热虽退,但咳嗽胸痛未除,平卧转侧较困难,转县医院住院治疗,诊为渗出性胸膜炎—胸腔积液(中等量),给予抗菌消炎,及胸穿抽水等处理,经治疗 5 天后病情好转,患者要求出院,继后求诊中医治疗。刻诊胸闷,左胸痛,咳则加剧,胸背酸痛,咳嗽,痰白质稠量多,夜有低热,面有升火,精神稍萎,口臭纳差,小便微黄,大便较干,舌质暗红苔腻微黄,脉沉弦滑。

体检及理化检查:T 37.6 ℃,P 78 次/分钟,R 21 次/分钟,BP 146/82 mmHg;胸廓发育正常,肋间隙较饱满,呼吸运动减弱,左下肺野叩诊呈实音,双肺呼吸音粗,无明显干湿性啰音,左下肺呼吸音减弱;心界正常,律齐,无明显病理性杂音,腹部正常。胸片检查:左侧胸腔积液(约 30%)。

西医诊断:渗出性胸膜炎。

中医诊断:悬饮(饮停胸膈)。

治则:祛湿化痰,泄肺逐饮。

处方:瓜蒌半夏汤合葶苈大枣泻肺汤加减,瓜蒌 15 g、半夏 10 g、薏苡仁 30 g、白术 10 g、茯苓 30 g、葶苈子 10 g、红枣 8 g、桑白皮 12 g、黄连 4 g、百部 15 g、桃仁 8 g、甘草 3 g。水煎服,日 2 次。

并嘱:休息,避风寒,饮食以清淡为主。

二诊(3 月 7 日):本方连服 6 剂后,胸闷胸痛减半,能平卧,咳痰减少,舌红苔稍黄腻,脉弦。承前方去黄连、桃仁,加陈皮 10 g。水煎服,日 2 次。

三诊(3 月 12 日):6 剂药尽,症状及体征全消失,胸片检查示胸水吸收。唯感胃脘不适,纳食不香,改用异功散加味,健脾利湿,补土生金,断其饮邪之源,以善其后,连服 10 余剂获痊愈。随访半年未复发。

按:渗出性胸膜炎属中医"悬饮"、"胁痛"范畴,传统的方法是以攻逐水饮为主,"十枣汤"、"葶苈大枣泻肺汤"为首选方。笔者认为十枣汤虽能竣攻水饮,治标力雄,但对年事较高患者不利,攻邪易伤正,且在邪盛期已有使用抗生素及胸穿抽水减缓病情,现发热已退,胸水减少,胸闷胸痛较轻,已能平卧,病处盛衰期(缓解期),故此时选用逐水之功较轻的葶苈大枣泻肺汤逐饮;加瓜蒌、制半夏清化痰饮,宽胸散结,使湿邪去,胸阳通,通则不痛,即取《金匮要略》"胸痹不得卧,心痛彻背,瓜蒌薤白半夏汤主之"之意。辅以白术、茯苓、薏苡仁、陈皮健脾利水,"脾为生痰之源",健脾则痰湿不生,"脾为气血生化之源",脾运正常则气血充足,以利病情恢复;桃仁活血祛瘀,百部润肺杀虫,桑白皮泻肺平喘,黄连清热燥湿、泻火解毒,伍之可清遗留之余邪;继则用异功散健脾利湿,扶正固本,防止水饮回升。

心悸 1(风湿性心脏病)

周某,男,61 岁,永春人,门诊号 0013907,1991 年 6 月 4 日初诊。

主诉:关节疼痛 10 余年,心悸气喘,动甚 1 年多。

现病史:关节疼痛,时治时发 10 余年,近一年来伴心悸、气喘,经福州省立医院诊为"风心"、"二尖瓣狭窄",给予强心,消炎,抗风湿等西药治疗,虽病情改善,但仍心悸、气喘,动则甚,汗出,舌暗苔薄腻,脉小滑略数。

体检及生化检查:T 37.2 ℃,P 82 次/分钟,R 22 次/分钟,BP 115/68 mmHg。胸廓无畸形,肺部呼吸音清晰,心律不齐,心尖部闻及Ⅱ级收缩期吹风样杂音。腹软,肝有触痛,胁下刚可触及,质软,脾未扪及,血常规无异常。

西医诊断:风湿性心脏病。

中医辨证:心悸(心气不足,风湿逗留)。

治则:补益心气,宁心祛湿,用防己黄芪汤加味。

处方:黄芪 30 g、高丽 3 g、防己 10 g、白术 10 g、黄精 15 g、薏苡仁 30 g、大枣 10 g、炙甘草 4 g。6 剂,水煎服,日 1 剂。

二诊(6 月 10 日):服上药,心悸、气喘明显改善,关节疼痛大减,近日受风与食不慎,脘腹不适,稍咳有痰,大便稍溏,但无畏冷发热,舌苔薄腻,脉浮滑,治宗上方加陈皮 10 g、半夏 10 g、薄荷 10 g、防风 10 g,祛风健脾化痰,再 6 剂。

三诊(6 月 16 日):自觉疗效甚好,他症基本消失,唯近日胸时闷痛,舌暗苔薄,脉细,上方去薄荷、防风,加全瓜蒌、田七宽胸活血。

四诊(7月1日)：病已基本控制,登高不觉心悸气喘,可以做轻劳动,用生脉散合防己黄芪汤加减,每月服药 2～3 次,每次 6 剂,以巩固疗效,并注意调摄,劳逸结合,防湿防感冒,随访半年病未复作。

按：风湿性心脏病,属中医"心悸"、"心痹"范畴,《素问·痹论》云："……复感于邪,内含于心……心痹者,脉不通,烦则心下鼓。"说明湿邪缠绵不去,内犯于心,心气不足痹阻则心悸,内阻于肺则上气喘息。而本案以周身关节酸痛,心悸、气喘为主要表现,正合以上病机,为风湿内犯、心气不足所致。治取防己黄芪汤益气固表,祛风利湿,宗《内经》"气虚宜掣引之,血实宜决之",用参芪、黄精以补气为主,用田七疏通血气,谓之气足血行,血行湿自除。加高丽补气健脾以利脾健湿化,黄精补气润心肺又益肾,使气足血行湿自去,又加薏苡仁利湿除湿邪。继则配合健脾活血通络而收功。

心悸 2(心肌炎)

李某,男,26 岁,1998 年 3 月 11 日初诊,门诊号 0008874。

主诉：发热、心悸、咳嗽、气短 10 余天。

现病史：1 个月来因尿道结石手术后感冒、咳嗽、发热,经用抗生素及中药治疗,咳嗽大减,但发热未退,伴心悸、胸闷、气短、神疲,不思饮食,大便稍干,小便色黄,舌苔薄腻微黄,脉细数。

体检与生化检查：T 38 ℃,P 86 次/分钟,R 24 次/分钟,BP 125/75 mmHg,心律齐,肺(一),肝脾未触及。血检：WBC 9.8×10^9/L;心电图提示心肌炎。

西医诊断：心肌炎。

中医辨证：心悸(热邪犯心,心失所养)。

治则：清热解毒,滋阴养心。

处方:沙参 15 g、麦冬 10 g、五味子 6 g、金银花 10 g、连翘 10 g、鱼腥草 15 g、茯苓 20 g、薏苡仁 20 g、甘草 3 g。6 剂,水煎服,日 2 次。

复诊(3 月 2 日):服药 6 剂后,发热已退(T 37.3 ℃),心悸、气促减轻,神疲仍见,心率 78 次/分钟,心律齐,舌苔薄腻,脉略数。依前方加太子参 15 g、玉竹 15 g,再 6 剂。

三诊(3 月 26 日):热已退尽(T 36.8 ℃),心平气息,心率 74 次/分钟,二便正常,纳食较少,唯疲乏,舌苔薄腻,脉小滑,心电图复查无异常。邪热已去,正气未复,胃气仍损,上方去金银花、连翘,加陈皮 10 g、麦芽 15 g 健脾开胃助运。

四诊(4 月 2 日):诸症已愈。唯站立久时双足会乏力发抖,改用生脉汤养心宁神,配滋养肝肾之品而收功。2 个月后随访,病未复发。

按《金匮要略》云:"脉痹不已,复感于邪,内舍于心。""心痹者,脉不通,烦则心下鼓(心悸),暴上气而喘。"心肌炎属中医"心悸"范畴,其因及症状与其相似。本案由于外感邪热多日未解,内舍犯心所致。心气被抑而气短;邪扰心神则心悸;发热,大便干,舌苔微黄,脉数是邪热内舍之征。治以祛邪解毒、养阴清热为先,用银翘、鱼腥草、甘草清热解毒祛邪,佐沙参、麦冬、五味滋阴养心;茯苓、薏苡仁健脾利湿以顾胃气,继则以扶正祛邪,护胃固本,善其后,使病愈无复发之忧。

心悸 3(心神经官能症)

周某,男,58 岁,2003 年 1 月 5 日初诊,门诊号 0005337。

主诉:心悸心慌时轻时重 1 年余。

现病史:1 年前因烦心而失眠、心悸、心慌,经西医诊为心神经官能症,予安定片、谷维素治疗,睡眠改善,但心悸心慌未愈,求中药治疗。刻诊:心悸、心慌、心烦,遇烦事而加重,伴口干、头晕,时有咳痰,神疲乏力,五心烦热,大便稍干,舌质红苔腻微黄,脉细数带滑。

体检及生化检查:T 37.3 ℃,P 78 次/分钟,R 23 次/分钟,BP 125/75 mmHg,肺(一),心律齐,肝脾未触及,心电图无异常。

西医诊断:心神经官能症。

中医辨证:心悸(阴虚痰拢,心神不宁)。

治则:滋阴化痰,宁心安神。

处方:

1.太子参 15 g、麦冬 10 g、五味 6 g、枣仁 15 g、远志 10 g、龙齿 30 g、丹参 20 g、琥珀 4 g、龙眼肉 10 g、甘草 3 g。3 剂,水煎服,两日 1 剂,一日 2 次。

2.茯苓 30 g、半夏 10 g、枳实 10 g、竹茹 10 g、陈皮 10 g、甘草 3 g。3 剂,水煎服,两日 1 剂,一日 2 次。

以上两方交替服用。

二诊(1 月 11 日):服上药诸症明显减轻,患者欣喜自诉,自患病以来服药不少,从未感到服此药效力之大,心情之舒畅。腰稍酸,舌苔薄,脉细数,重按无力。宗上 1 方去龙齿、琥珀,加百合 20 g、生地 20 g,滋阴清肺,再 12 剂。

三诊(1 月 23 日):昨因受惊上症状有反复,但症状表现较轻。继守原方,加龙骨、远志,连服 20 剂,前症状消除十之七八。后改用甘麦大枣汤水煎当茶饮,调养善其后。随访 1 年后病未复发。

按:本案是因精神因素引发心主不安,病久必虚,肾阴亏耗,不能上济于心,则头晕、腰酸、心悸、心慌,由于久病者,病情较复杂,往往虚中夹实,本例兼见时有咳痰、心烦、舌苔黄腻,脉滑乃痰火扰乱心神之所致。一用生脉散加龙齿、龙眼肉、琥珀、枣仁、远志滋阴养心,宁心安神治其虚;二用温胆汤清热化痰,痰热清而心自安宁。待痰火清后又加百合地黄汤,加强滋阴养血,清热宁神,继用甘麦大枣汤调养,取其甘草、大枣、小麦均味甘入脾,补土生金,有益于肺金生水,又能补后天滋先天肾阴之不足,小麦且可养心以宁神。脏气复,神志定,其病自愈。

胸痹(冠心病)

廖某,男47岁。2009年9月28日初诊,门诊号006053。

主诉:胸闷短气3年余,咳喘3个月。

现病史:患者胸闷塞,短气时轻时重3年余,发作时服丹参滴丸可缓解。心电图示慢性冠状动脉硬化供血不足。某医院诊断为冠心病。3个月前因感冒余邪未清,致咳嗽反复发作,痰少,气促,X光胸片示慢性支气管炎。用止咳、抗生素等治疗未见明显好转。胸闷塞更甚,而求中医诊治。就诊时面色隐隐灰滞,形体稍胖,精神萎靡,胸闷塞似痛,气稍促,咳嗽,痰少不易咳出,口干咽燥,纳食减少,大便稍干不畅,舌质暗瘀点,苔白右边微黄,脉沉小滑。

体检及生化检查:T 37.4 ℃,P 80次/分钟,R 22次/分钟,BP 135/85 mmHg,双肺可闻及少许湿啰音,心律齐。肝脾未触及,血检:WBC 9.5×10^9/L。

西医诊断:冠心病、慢性支气管炎。

中医辨证:胸痹、咳嗽(痰浊壅塞,气机不宣)。

治则:降逆化痰,宣通气机。用麦门冬汤合瓜蒌薤白半夏汤加减。

处方:麦冬10 g、制半夏10 g、太子参10 g、薏苡仁15 g、红枣5枚、瓜蒌15 g、薤白10 g、苏子10 g、甘草3 g。6剂,水煎服,日2次。

复诊(10月7日):服上药后胸闷塞、气促十去其七,大便通畅,咳轻未除,宗上方去薤白,加紫菀10 g、桔梗10 g,化痰下气止咳,再6剂。

三诊(10月17日):药尽胸闷除,咳已减,舌苔转薄白,脉小滑右关弱。宗上方去桔梗加麦芽 15 g,茯苓 30 g 以健脾利湿,消食开胃。

四诊(10 月 22 日):症悉除,改用六君丸合参七粉(洋参 3 g、田七 2 g 合末)每天 1 次,调理善后。

按:此案属《金匮要略》"胸痹"、"咳嗽上气"是也,盖胸痹一症应责于上焦阳气虚,浊阴上逆,胸阳被阻所致。旧疾未愈又复邪恋于肺,灼伤肺阴,肺失肃降,气逆于上,则咳逆上气,又添痰浊内阻,气机不畅,胸阳不展,胸痹更甚。《内经》云:"谨察间甚,以意调之,间者并行,甚者独行。"今因阳气虚痰浊阻胸,肺阴不足,肺失清肃,气机不畅,相间互见,治则并行其治,并行者(化痰清肺通阳、降逆化痰、宣通气机)以瓜蒌薤白半夏汤开胸痹通心阳,与麦门冬汤清肺化痰,宣肺降逆兼施而获疗效。继则用麦芽、茯苓健脾利湿,治其生痰浊之源,再用参七粉补气活血通脉善其后。

胃脘痛 1(消化性溃疡)

张某:女,34 岁,2010 年 11 月 4 日初诊。

主诉:胃脘疼痛,饿时甚 2～3 年,加重半年

现病史:3 年前患胃脘痛,得食则减,痛不喜按,神疲乏力,近半年来胃脘痛反复发作,尤饥饿时更甚(服雷尼替丁、阿莫西林可缓解),伴嗳气,烧心,大便较溏,舌晦暗,苔薄黄腻,脉弦右关弱。

体检及理化检查:T 36.8 ℃,P 72 次/分钟,R 20 次/分钟,BP 120/80 mmHg,右上腹压痛,肝脾未触及,HP(＋),胃镜提示十二指肠球部溃疡。

西医诊断:消化性溃疡。

中医辨证:胃脘痛(虚实夹杂)。

治则:健脾益气,清热化瘀。

方药:胃 1 号(经验方)加味,生芪 15 g、党参 15 g、白术 15 g、茯苓 15 g、白芍 15 g、佛手 10 g、半夏 10 g、瓦楞子 15 g、干姜 8 g、

砂仁 3 g、木香 3 g、蒲公英 15 g、川楝子 3 g、田七 4 g,甘草 5 g。水煎服,日 2 次。

医嘱:禁辛辣干硬食品,调情志,多休息,避劳作。

复诊(11 月 13 日):服上药 8 剂,胃脘痛十去八九,烧心嗳气明显好转,续用上方。

三诊(11 月 21 日):再服 8 剂,诸症悉除,嘱用参肚汤(高丽、沙参、半夏、砂仁、猪肚)食疗,每星期 1 次,此巩固药效,抗复发,经 3 个月治疗后,胃镜复查,溃疡症消失,HP(-)。

按:虚实夹杂型的胃脘痛,用黄芪、党参、白术、茯苓健脾益气补其虚;用半夏、木香、砂仁、佛手干、白芍疏肝和胃理气,以防补而气滞之弊;蒲公英、黄连清胃杀菌祛其邪,佐干姜温中和阳,以防蒲公英、黄连苦寒伤胃;瓦楞子、甘草制酸护膜;田七活血化瘀止痛。续用参肚汤健脾益胃巩固疗效,以防复发。

胃脘痛 2(消化性溃疡病)

姚某,男,35 岁,永春下洋人,2007 年 11 月 24 日初诊。

主诉:胃脘痛时轻时重 5~6 年。

现病史:胃脘痛屡治屡发 5~6 年,近一个月来胃脘痛,饿时甚,得食则减,痛不喜按,伴烧心,泛酸水,口苦,神疲乏力,舌暗红,舌边有齿印,苔黄腻,脉弦滑右关弱。

体检及理化检查:T 37.1 ℃,P72 次/分钟,R20 次/分钟,BP 120/70 mmHg,心肺(-),上腹压痛(+),肝脾未触及,胃镜提示十二指肠球部溃疡。

西医诊断:消化性溃疡。

中医辨证:胃脘痛(寒热虚实夹杂)。

治则:健脾益气,温络清热,活血化瘀。

处方:党参 15 g、白术 10 g、茯苓 15 g、黄芪 15 g、陈皮 10 g、蒲

公英 15 g、黄连 3 g、佛手 10 g、白芍 15 g、木香 3 g、砂仁 3 g、海螵蛸 8 g、牡蛎 25 g、元胡 10 g、桂枝 5 g、甘草 3 g。水煎服,一日 1 剂。

医嘱:多休息,多营养,禁硬食、辛辣、酒之品。

复诊(12 月 06 日):服上药 8 剂,胃脘痛大减,他症明显改善,依上方去元胡加田七 3 g,再服 8 剂。

三诊(12 月 20 日):胃脘痛基本消失,烧心,泛酸水已除,神疲乏力明显改善,宗上方去木香、砂仁每星期服 3 剂,每星期配食疗猪肚汤 1 次,以巩固疗效,经 3 个月治疗后,胃镜复查,溃疡消失。

按:本例溃疡多年,久病必虚,久病多瘀,复因饮食不当,脾胃受损,脾虚失运,胃气阻滞,郁而化火,故胃痛、口苦、烧心、泛酸;神疲乏力,舌有齿印,乃脾虚所致;舌暗红为气滞血瘀之征;苔黄腻为湿热之象,脉弦主痛,滑主滞,右关弱脾虚之候,故辨证为寒热虚实夹杂之胃脘痛。治宜温清并用,虚实兼顾,方中党参、黄芪、白术、茯苓、甘草补脾益气,扶正固本;蒲公英、黄连、白芍苦寒泄热和阴,桂枝温通散寒和阳;木香、砂仁、佛手、陈皮、元胡理气活血止痛;海螵蛸、牡蛎制酸护胃,从而达到补而不留邪,攻而不伤正,虚实兼顾,寒热并用,调和阴阳平衡而获病愈。

胃脘痛 3(消化性溃疡)

辜某,男,57 岁,永春仰贤人。1998 年 12 月 16 日初诊。

主诉:胃脘痛反复发作 10 余年,加重 20 天。

现病史:10 年前因劳累致胃脘痛,每于冬春或劳作则发,时治时发,近二十天来胃脘痛加剧,饥时加甚,得食则减,下午脘腹稍胀,伴欲呕、形寒、神疲乏力,时有咳痰,大便稍溏,舌暗紫苔腻,脉沉右关弱左细弦。

体检及生化检查:T 36.7 ℃,P 68 次/分钟,R 16 次/分钟,BP 115/65 mmHg;心肺正常,腹平软,无压痛及反跳痛,肝脾胁下未触及,胃镜示消化性溃疡,胃下垂(中度)。

西医诊断:消化性溃疡,胃下垂。

中医辨证:胃脘痛(脾胃虚寒)。

治则:补脾益气,温中健胃,予黄芪建中汤加减。

处方:黄芪30 g、党参15 g、白术10 g、茯苓15 g、白芍15 g、桂枝6 g、红枣5 g、五灵脂10 g、半夏10 g、浙贝8 g、炙甘草5 g。6剂,水煎服,日2次。

复诊(12月21日):服药后胃痛减其大半,唯觉饿时胃脘不适,药已中的,宗上方再6剂。

三诊(1999年1月7日):按上方去五灵脂调治1个月,胃痛已止,他症悉愈,胃镜复查示溃疡消失。

按:一般而言,消化性溃疡早期以肝胃不和、脾胃湿热为主,随着病情的发展,逐渐转变为脾胃虚寒证。本例病程10余年,因劳伤脾,久病致虚,久病入络,不通则痛,其病常在饥饿时疼痛,得食则缓,痛喜按,为虚痛;神疲乏力为脾虚之象;脾虚失运则腹胀便溏;脾阳虚,阳虚则生外寒,故形寒;脾虚湿阻生痰,则欲呕、咳痰;舌暗紫为久病入络为瘀之征,苔腻为脾湿之候,脉细弦右关弱为脾虚肝郁之象。治以党参、黄芪、白术、茯苓、红枣、炙甘草补中益气,温中健脾;桂枝温经通阳,散寒化水湿,即"太阴湿土,得阳始运";半夏、浙贝燥湿降逆化痰;五灵脂活血化瘀止痛;白芍酸甘化阴,缓急止痛,即谓之"阳明阳土,得阴自安"。全方补而不滞,攻而不损,如一味补益,则胃气更加壅滞,如单纯疏理,则胃气愈虚愈陷,故处方用药全在此中取。

胃脘痛4(消化性溃疡)

陈某,男,38岁,1998年3月28日初诊。

主诉:胃脘灼热胀痛,伴嗳气5天。

现病史:5 年前因饮食不节发生胃脘疼痛,服胃痛药(西药不详)当时痛止,继后每受冷、劳累则胃痛复发,3 年前胃肠造影为十二指肠球部溃疡,病发至今屡治屡发,5 天前与人发生矛盾,心情不畅,易发怒,胃痛复发,服药未解,今日来诊,刻下症见:精神疲惫,烦躁不安,面色升火,胃脘灼热胀痛,时连两肋,胸闷、嗳气、喜太息,睡眠不安,口干口苦,小便微黄,大便稍干。舌红、苔黄,舌下带络脉紫黯,脉弦略数。

体检及理化检查:T 37.2 ℃,P 74 次/分钟,R 21 次/分钟,BP 130/75 mmHg。神清,心肺(一),腹软,上腹部压痛,肝脾未触及。三大常规检查正常,肝功能正常,胃肠造影示十二指肠球部溃疡、胃炎。

西医诊断:(1)十二指肠球部溃疡;(2)慢性浅表性胃炎。

中医辨证:(1)胃疡痛;(2)胃痞痛(肝胃郁热)。

治则:疏肝理气、泄热和胃。

方药:丹栀逍遥散加减。

处方:柴胡 6 g、白术 10 g、白芍 30 g、茯苓 20 g、丹枝 10 g、夏枯草 8 g、蒲公英 15 g、吴茱萸 3 g、川连 3 g、川楝 10 g、当归 6 g、甘草 3 g。3 剂,水煎服,日 1 剂,分 2 次服。

医嘱:调情志、节饮食,忌燥热辛辣之品。

二诊(4 月 2 日):服上药诸症好转,舌苔微黄,脉弦。继则用六君子丸配丹栀逍遥丸调治 1 个月,诸症悉除。

按语:本病乃饮食不节,情志所伤而致肝气郁滞,横逆脾土所致。恼怒忧思,肝气郁滞,不得疏泄,则横逆犯胃,肝胃不和,故胃脘胀痛,气多走窜,胁为肝之分野,故痛连胁肋;胃失和降,则胸闷嗳气,喜太息;肝郁化火,火热上熏灼津,则脘灼热,口干口苦;舌红,苔黄,脉弦数,均为肝胃火炽之象。病位在肝胃,治以丹栀逍遥散为主疏肝清热和胃,缓病急之势,继用健脾和肝,治病之本。

痞证(反流性胃炎)

林某,男,28,永春西安人,1998 年 7 月 14 日初诊。

主诉:胃脘痛 4～5 年,痞胀、呕逆半个月。

现病史:5 年前因早餐不食,时常饮酒而致胃脘痛,饿时较甚,屡治屡发,经胃镜检查提示十二指肠炎症,近半个月来胃脘痞胀,伴呕逆,泛酸水,不知饥,食后作胀,大便较干,小便正常,面色欠华,神疲乏力,舌苔薄腻,脉弦细。

体检及理化检查:T37 ℃,P 80 次/分钟,R 20 次/分钟,BP 130/80 mmHg,腹软,上腹轻压痛,肝脾未触及,心律齐。胃镜提示十二指肠炎症、反流性胃炎。

西医诊断:反流性胃炎。

中医辨证:痞证(脾虚肝郁,寒热夹杂)。

治则:辛开苦降,和胃消痞。

方药:半夏泻心汤加减。

处方:党参 15 g、半夏 10 g、蒲公英 15 g、黄连 3 g、红枣 5 g、干姜 5 g、乌贼骨 8 g、砂仁 5 g、瓦楞子 10 g、丹参 20 g、甘草 5 g。6 剂,水煎服,一日 2 次。

复诊(7 月 18 日):药后胃胀、呕逆已除,酸水减少,知饿纳增,舌苔较薄,药已中的,宗上方再 6 剂。

三诊(7 月 24 日):上症皆悉,舌苔薄腻,脉弦细小滑,右关弱,改用异功散加蒲公英、黄连、砂仁、丹参健脾清胃,理气活血治之。

四诊(7 月 31 日):面色有华呈红润,精神转佳,舌苔稍腻,脉弦右关弱,承上方加扁豆、山药、黄芪补气健脾祛湿,再 6 剂。

五诊(8 月 13 日):无诉不适,以上方调治半个月,经胃镜复查胃炎以消失。

按:慢性胃炎属中医"胃脘痛"、"痞证"范畴。病多因饮食不节,脾胃虚弱,情志所伤及外邪侵袭所致。而本例症见胃脘痞胀,不知饥,不思食,食后胀,多呃逆,大便稍干,神疲乏力,为脾虚胃热之候。宗《伤寒论》半夏泻心汤法,以辛开苦降,散结除痞,选用半夏、干姜、党参、红枣、甘草辛温散寒,甘温补脾;辅以蒲公英、黄连清泄胃热;选海螵蛸、瓦楞子制酸;丹参活血以治久病入络之用;砂仁理气降逆。继健脾清胃,理气和血治之而收功。

便血(上消化道出血)

颜某,女,28 岁,2008 年 9 月 4 日初诊。

主诉:胃脘痛 2 年,便血 3 天,呕血 1 次。

现病史:2 年前因劳累致胃脘痛,饥饿时痛甚,得食减轻,时感烧心、泛酸,胃镜检查示十二指肠球部溃疡,服过西咪替丁等药,胃痛时发时止,3 天前因进食较硬干饭,胃痛复发,自觉胃中灼热,脘胁作胀,头晕乏力,拉柏油色样便,日 2～3 次,今早呕血 1 次,咖啡色样,有血块,来我院住院予止血治疗,要求配合中药治疗,会诊见面色苍白,全身乏力,舌淡边有齿痕,苔腻微黄,脉细略数。

体检及生化检查:T 37.4 ℃,P 82 次/分钟,R 22 次/分钟,BP 100/62 mmHg;心肺正常,腹平软,中上腹压痛,无反跳痛,肝脾胁下未触及,肠鸣音正常。大便隐血阳性,血检 HB 8.0 g/L。

西医诊断:上消化道出血。

中医辨证:便血(气虚失摄,血溢脉外)。

治则:补脾益气,降火化瘀。

方药:四君子汤加味。

处方:党参 30 g、白术 10 g、茯苓 15 g、陈皮 10 g、仙鹤草 30 g、三七 3 g、甘草 3 g、大黄粉 1.5 g(冲服)。水煎服,日 2 次。

复诊(9 月 6 日):连服 3 剂,呕血、便血已止,大便隐血检查阴性,唯见头晕、乏力,药已中的,原方再服 3 剂。

三诊(9 月 11 日):头晕乏力减轻,便血未见,纳少,舌苔薄腻,脉细。原方去仙鹤草、大黄,三七改为 0.5 g 研末冲服,加山药30 g、红枣 5 g 补脾健胃,服 6 剂,巩固疗效。

按:本例为劳倦伤脾,脾不统血,血溢于肠则为便血;久病入络,复伤于食,传导失司,积热伤阴络,则胃痛,舌边瘀,苔薄腻微黄;面色苍白,头晕乏力,心悸为气血不足之象。方中以四君子汤补脾益气以摄血,仙鹤草收敛止血,现代药理研究表明有强心作用;三七既能活血止血,又能止痛;大黄、陈皮降火调气,气降火降,血自宁,唐容川说:"大黄一味,能推陈致新……既速下降之势,又无遗留之邪。"乃治胃出血之妙药。总之,在血症之中,已离经之血,终归属于污血,在出血时,配活血之品,有防留瘀之弊。整方具备补而不滞,血止不留瘀,活血化瘀不伤正,继则加山药、红枣、白芍补脾和阴善其后,故收效甚佳。

臌胀(肝硬化)

苏某,男,71 岁,2009 年 10 月 5 日初诊。

主诉:腹胀胁隐痛 1 个月,下肢浮肿 6 天。

现病史:10 年前患急性黄疸型肝炎,经治疗黄疸退,继用保肝药(不详)治疗 1 个月,唯尿时黄,劳作易疲乏,自以为老年之故不介意。1 个月前脘腹作胀,右胁隐痛,在当地卫生院治疗未见好转,转住县医院,诊为早期肝硬化,经治疗 7 天,胁痛消除,腹胀亦减。出院后,患者下肢浮肿,尿少,腹胀,纳可,大便稍溏,精神稍萎,面色黎晦,舌暗苔薄腻微黄,脉弦细,带滑,右关弱。

体检及生化检查:T 37.3 ℃,P 76 次/分钟,R 20 次/分钟,BP120/76 mmHg。全身皮肤黏膜、巩膜无黄染,肝掌稍显,无蜘蛛痣,体表淋巴结未触及肿大,心肺正常。腹平软,肝肋下 0.5 cm 触及,轻度触痛,质地软,表面光滑。脾脏左胁下 1.5 cm 触及,质地软,表面光滑,余(一)。血常规、肝功能正常;B超示肝脾肿大、肝硬化。

西医诊断:早期肝硬化。

中医辨证:臌胀(肝胃不和,湿浊气滞)。

治则:疏肝健脾,行气利水。

处方:用四逆散加味,柴胡6 g、白芍15 g、枳实10 g、大腹皮15 g、茵陈15 g、茯苓30 g、郁金10 g、丹参30 g、白术10 g、黄芪20 g、内金15 g、薏苡仁30 g、枸杞15 g、车前子15 g、甘草3 g。水煎服,日2次。

二诊(10月12日):服药6剂,小便清长,下肢浮肿消退,腹胀减轻,舌苔腻减退转微黄稍燥,口干,此乃阴亏之象,上方加鳖甲、石斛养阴软坚散结。

三诊(10月18日):腹胀消,水肿退,口干减轻,舌暗苔薄,脉弦细。考虑水湿渐尽,继用柴芍异功散加鳖甲、枸杞,出入调治2个月,诸症悉愈,面色转华润,精神已振。B超示肝脾无肿大。

按:肝硬化属中医"臌胀"、"癥积"范畴。本病多因湿热内蕴,湿阻困脾,运化失施;热伤肝体,肝失疏泄,日久邪阻肝络,气滞血瘀而致。脾主大腹,腹胀为病在脾,属脾失运化所致,下肢浮肿,脉滑苔腻应可虑为湿,湿盛则肿;肝郁气滞血瘀,故面色黧晦,舌暗,脉弦细,肝脾肿大。治宜疏肝健脾,行气利水。方中以四逆散疏肝理气;加白术、大腹皮、薏苡仁、茵陈、内金、郁金健脾祛湿,利水消胀;丹参、枸杞补血活血养肝;黄芪补气扶正,以防祛邪伤正。二诊水湿减退,因利湿伤阴,见舌燥口干,故用鳖甲、石斛滋阴养肝,以纠其偏。三诊重于补土抑木,化生气血之源以养肝,使肝之疏泄得畅,脾之运化得健,去除病之根本,故而病愈体康,免于复发。

肝积(肝硬化)

黄某,男,45岁,吾峰梅林人,1998年2月24日来诊。

主诉:右胁闷痛,伴疲乏,纳差 3 个月

病史:3 个月前右胁不舒、疲乏,由他爱人发现面部成片毛细血管扩张而到县医院检查,发现肝功能及血常规异常而住院,结论是早期肝硬化。住院时以西药保肝为主,住院 50 余天未见明显好转而出院求诊中医。刻诊:右胁时闷痛不舒,情志抑郁,纳差,食后脘腹胀,体倦四肢乏力,大便正常,小便稍黄。形体较瘦,闻及太息而无呻吟,咳喘及异常气味。舌体活动自如,舌质暗红,苔薄黄,舌下络脉紫黯,脉弦细。

体检及理化检查:T 37.3 ℃,P 78 次/分钟,R 21 次/分钟,BP 104/76 mmHg。神志清楚,精神稍萎,面黯黑色,颈项部出现蜘蛛痣及见肝掌,颈项无淋巴结肿大。心肺(一),腹稍胀无肿块,目无黄染,肝右胁下 0.5 cm 触及,有压痛,脾左胁下 2 cm 触及,肝功能检查:麝絮 3+,麝浊 20 U,锌浊 10 U,谷丙转氨酶(赖氏单位)82 U,白蛋白 4.5 g/L,球蛋白 21 g/L;血常规正常,二便检查正常;B超示肝脾肿大。

西医诊断:慢性肝炎、早期肝硬化。

中医辨证:肝积(肝脾不和,气滞血瘀)

治则:疏肝理脾,行气活血。

方药:四逆散加味。

处方:柴胡 6 g、枳壳 10 g、白芍 30 g、白术 10 g、茯苓 30 g、丹参 30 g、川楝 12 g、甘草 3 g、二芽各 15 g 后下。3 剂,水一碗二煎六分,渣再,一日 2 次,饭后服。

医嘱:调情志,多休息,忌油腻燥热之品。

二诊(2 月 28 日):服上药,胁痛大减,纳增,口干,睡眠欠佳,舌红,脉细弦,此乃肝阴亏损,治改滋养肝阴,以一贯煎加减:生地 15 g、沙参 15 g、川楝 10 g、枸杞 12 g、当归 8 g、麦冬 10 g、甘草 3 g,煎法同上。

三诊(3 月 4 日):服上方 5 剂,口干除,舌红转淡,睡眠转佳,唯脘腹稍胀,脉弦细,此属脾胃不健,法改健脾和胃养肝,方取一贯煎合异功散加丹参调治 3 个月,复查肝功能正常,复查 B 超示肝脾肿大基本消失。

按语:肝硬化属中医"癥积"、"臌胀"范畴。本病多因湿热久郁,肝脾两伤,日久则气滞血瘀所致。胁痛、舌红、脉弦细属肝阴受伤;纳差、倦怠属脾失健运;肝脾肿大乃气滞血瘀之征。病位肝脾,病性虚中夹实,为肝脾不和,气滞血瘀之证。治以四逆散加白术、茯苓、二芽疏肝理脾,辅以川楝、丹参行气活血,继则用一贯煎、异功散加味滋养肝肾,健脾和胃而收功。

黄疸(阻塞性黄疸)

宋某,女,35 岁,2004 年 8 月 15 日初诊。

主诉:右胁胀痛彻背,身目俱黄,伴纳呆,呕恶 8 天。

现病史:因恣食肥甘,劳倦过度,于 8 月 10 日出现精神疲乏,尔后右上腹胀闷作痛连胁,目黄尿赤,肌肤发黄,食欲欠佳,时呕恶。在外按急性黄疸型肝炎给予西药保肝配中药茵陈蒿汤治疗 3 天,诸症未瘥,右胁疼痛加剧,黄疸加深而求诊。刻下症见:精神稍萎,痛苦不安,面色青黄,形体壮实,右上腹绞痛且胀难忍,痛串胁背至肩,痛时喜屈腰背,身目俱黄,色泽鲜明,口唇暗红稍干,可闻呻吟及痛呼声,口有臭气,纳呆呕恶,小便短赤,大便稍秘。舌体活动自如,舌质暗红苔黄腻,舌下带暗红,脉沉弦滑。

体检及理化检查:T 37.8 ℃,P 82 次/分钟,R 21 次/分钟,BP 136/78 mmHg。神清,急性病容,巩膜皮肤黄染,心肺(一),颈软,腹平坦,右上腹压痛,伴肌紧张,肝肿大 0.5 cm,脾未触及。血常规:WBC 9.5×10⁹/L,N 87%,L 13%;肝功能:黄疸指数 26 U,转氨酶 49 U(赖氏单位)。B 超:胆总内及胆囊内分别有 1.2 cm×0.8 cm、0.8 cm×0.6 cm 强光团。

西医:胆囊炎、胆石症、阻塞性黄疸。

中医辨证:黄疸(肝胆湿热)。

治则:疏肝清热、利胆止痛。

处方:金钱草 30 g、茵陈 15 g、郁金 10 g、柴胡 6 g、白芍 90 g、甘草 15 g,水煎服。日 1 剂,分 2 次服。

医嘱:药每日服 1 剂,饭后给药,宜清淡忌油腻之品,进食低脂肪饮食,心情调畅,多注意休息。

二诊(8 月 21 日):服上药 3 剂。腹痛缓解,黄疸减退,舌苔薄黄、脉弦,药已见效,宗上方加重清热利胆理气之品。上方加海金砂 15 g、麦芽 30 g、内金 15 g、木香 5 g、枳壳 10 g,服 3 剂。

三诊(8 月 26 日):腹痛十去九,黄疸退,纳增,呕恶止,唯头晕乏力,舌苔薄,脉弦细,邪退正伤,原方加红参 10 g 扶正尽其余邪。

四诊(8 月 29 日):昨大便通下,排出椭圆形黄色结石两枚,腹痛消失,诸症悉平,唯食饮欠佳,经 B 超示复查结石已消失,继改用健脾利胆善其后。

按语:胆石之证,其病机主要是肝郁气滞,湿热久羁,胆汁受其煎熬而成。肝主疏泄,与胆相表里,其经分布两胁,肝郁气滞,疏泄不利,胆道受阻痉挛则右胁痛连肩背;湿热蕴结,胆道阻塞,胆汁外溢发为黄疸;肝木横逆脾胃则纳呆呕恶;舌苔黄腻、脉滑乃湿热之象,脉弦为肝脉所主,痛则沉弦脉。其病位在肝胆、脾胃,病性为实热症,肝胆湿热,胆道受阻,络脉拘急作痛所致。治宜疏肝清热,利胆止痛。方中柴胡、郁金疏肝利胆止痛,金钱草、茵陈清热利胆排石,重用白芍缓急止痛;继则加重清热利胆理气,祛其邪;待邪退后,复用健脾抑木之法,复其正,善其后,而获愈。

肝 着

林某,男,45 岁,1998 年 2 月 15 日初诊。

主诉:胸闷痛不舒 3 个月。

现病史:3 个月前因冤案怒郁致胸中闷痛不舒,喜太息,喜捶打胸部,医者按肝气郁结,予四逆散、逍遥散治疗 10 天病不瘥,胸闷短气,捶打胸部略感轻松,夜眠喜双手按胸,心电图检查提示"冠心"可疑,拟胸痹,又给丹参片、瓜蒌薤白半夏汤等药未能改善。症见情志抑郁,形体略疲,面色青晦,胸闷痛时轻时重,持续不解,时憋塞难言,喜太息短气,时时捶打胸部,夜眠不实,常双手按胸,饮食正常,二便调。舌质暗红边带瘀斑,苔薄白少津,脉弦细。

体查及生化检查:T 37 ℃,P 80 次/分钟,R 20 次/分钟,BP 125/75 mmHg。心肺(一),肝脾未触及,肝功能无异常,心电图无异常。

中医辨证:肝着(气着血瘀)。

治则:行气散结、通阳活血。

方药:旋复花汤加味。

处方:旋复花 15 g(包煎)、茜草 15 g、葱白 7 条(后下)、郁金 10 g、丹参 20 g。

医嘱:调节心情,饭后服药。

二诊(2 月 20 日):服药 5 剂,病人胸闷遂减,未再捶胸,舌暗转红苔薄,脉弦。前法既效,毋庸更张。前方再 3 剂。

三诊(2 月 23 日):药尽诸恙均除,改以调气血之剂善其后。

按语:本案因怒郁伤肝,肝失条达,气机不畅,气滞血瘀于胸膈,"不通则痛",故见胸闷痛不解;肺朝百脉助心气而行血,肝气横逆,气机不畅则喜太息短气;捶打胸部为气机滞塞之征,舌暗红边有瘀斑为血瘀之象;脉弦主肝,其病位在肝,为肝气郁结,气着血瘀之肝着,治非疏肝解郁方能奏效,而当行气通阳活血为法。取旋复花汤为主下气散结,活血通阳,肝气得疏,血行复常,其证自除。然前医所用之药何以不验?细析之:四逆散虽能疏肝理脾,但偏在疏肝气,对气着血瘀则难以奏效;而逍遥散主治血虚肝郁之胁肋作痛,不合肝着之病机;瓜蒌薤白半夏汤虽主胸闷,但与旋复花汤所主胸闷病机有别,前者乃痰浊阻塞,后者为气着血瘀,病机不同,疗效亦异。故前医所用方药未能切中病机,病无转机。气为血帅,气行则血行,气滞则血瘀,治当着眼于行气散结,用旋复花、郁金之类,茜草、丹参活血辅之,葱白通胸中之气,使之气行血活胸中之气得宣而取效验。《金匮要略》云:"肝着,其人常欲蹈其胸上,先未苦时,但欲饮热,旋复花汤主之。"本案只见胸闷痛、捶胸而无"先未苦时,但欲饮热"之症,根据张仲景"小柴胡汤症未必悉俱"之意,认为病人最痛苦的症状是医者辨证之要点。因蹈胸之证,在脏气血郁滞最为常见,可视为气机滞塞之征兆,捶击之则有助气行,可减轻痛苦,故临床辨证,可以此作为客观指征,即但见"蹈胸"一证,便可用旋复花汤增损治疗。

水肿(早期尿毒症)

陈某,男,37 岁,永春外山人,2003 年 6 月 28 日初诊。

主诉:患高血压病 5 年余,面浮肿、尿少 6 个月。

现病史:患高血压病 5 年,服复方降压胶囊,血压时高时降,今年 1 月发现头痛,面浮肿,尿少,乏力,经肾功能检查显示早期尿毒症,住厦门某医院治疗 16 天,头痛减轻,继后求中医治疗。刻诊:精神淡漠,疲乏,面稍浮肿,小便短少,纳差,欲呕,形寒肢冷,头稍痛,舌暗红苔薄腻,脉左弦,右关弱,尺沉滑。

体检及理化检查:T 37. ℃,P 76 次/分钟,R 20 次/分钟、BP 148/98 mmHg。心肺(-),肝脾未触及。生化检查:尿素氮 9.9 mmol/L,肌酐 341 μmol/L,尿酸 566 μmol/L;尿检:尿蛋白(++)。

西医诊断:高血压、慢性肾炎、早期尿毒症。

中医辨证:水肿(脾肾阳虚、湿浊内阻)。

治则:健脾温肾、升清降浊。

方药:温胆汤加味。

处方:茯苓 15 g、制半夏 10 g、陈皮 15 g、姜竹茹 10 g、枳实 10

g、附子 8 g(先煎)、大黄 6 g、山药 15 g、芡实 15 g、黄芪 30 g、赤小豆 15 g、甘草 3 g,水煎服,一日 1 剂,分 2 次服。配服白花蛇舌草(叶)60 g、鸭蛋 2 个,用鸭蛋炒叶每三天服 1 次。

二诊(7 月 4 日):服上方 6 剂,面浮肿消失,小便较长,他症减轻,药已中病,宗上方。

三诊(7 月 28 日):上方出入计服 36 剂,肾功能复查尿素氮、二氧化碳、肌酐、尿酸已正常,唯头晕时痛,汗出怕风,BP 155/98 mmHg,舌苔腻微黄,脉浮,治宜健脾利水,平肝止痛。处方:黄芪 30 g、白术 10 g、防己 10 g、天麻 15 g、双钩藤 15 g、牛膝 15 g、川芎 10 g、白芷 5 g、连翘 10 g、赤小豆 20 g、蝉蜕 8 g。

四诊(8 月 3 日):服药 6 剂后,头晕头痛已除,腰酸耳鸣,改服六味地黄汤加杜仲 10 g、连翘 10 g、赤小豆 15 g、蝉蜕 8 g、石莲子 30 g、丹参 20 g,计服 15 剂,病获愈,随访 1 年未复发。

此案四诊,系脾肾阳虚、湿浊内阻,气机升降失常,选温胆汤理气清胆、布津调水为用,加大黄、附子,法《金匮》大黄附子汤意。附子之辛热、大黄之涤荡,逐寒饮以拯挽先天肾功、治理太阴之里阴证,再加山药、芡实以强劲脾胃后天。入黄芪补气,概揽一切表虚证,三诊重视肝肾,清解留存之毒,攻补兼备,步步为营,病愈而未再复发。案例中,白花蛇舌草合鸭蛋验方,突显鲜明之举,鸭蛋营养元素丰富,直入肺脾二经,验方具有清热解毒、利湿通淋,大补虚劳、滋阴养血之功效。参与案中,画龙点睛,相得益彰。

水肿(慢性肾炎、肾结石)

任某,女,31 岁,晋江人,2003 年 9 月 24 日诊。

主诊:全身浮肿,尿少 2 个月。

现病史:2 个月前因感冒、咽痛,继则面浮至全身浮肿,曾用青霉素、黄芪注、肌苷、强的松、双克等药治疗,病情稍好转但下肢浮肿、腹肿乃见,纳差,神疲乏力,多汗,大便少,尿短,舌暗红,苔腻,脉沉滑。

体检及理化检查:T 37.2 ℃,P 80 次/分钟,R 21 次/分钟,BP 140/86 mmHg。心肺(一),肝脾未触及。尿检:蛋白质(＋＋＋),隐血(＋＋);肾功能:肌酐 39 μmol/L;肝功能:总蛋白 47 g/L ,白蛋白 27 g/L;B 超:肾结石(0.3～0.5 cm)。

西医诊断:(1)慢性肾炎;(2)肾结石。

中医辨证:水肿(脾肾两虚,湿邪内阻)。

治则:补脾益肾、益气利水。

方药:防己黄芪汤加味。

处方:黄芪 30 g、薏苡仁 30 g、白术 10 g、防己 10 g、山药 30 g、大腹皮 10 g、槟榔 10 g、芡实 30 g、厚朴 5 g、鸡内金 15 g、甘草 3 g。水煎服,日 1 剂,分 2 次服。

医嘱:多休息,避生冷之物,慎风寒,少盐。

二诊(9 月 30 日):服上药 6 剂,浮肿见消,尿检:蛋白少许,隐血 1＋;药已中病,效不更方。

三诊(10 月 6 号):前两天感冒,面浮肢肿又现,尿少,纳差。尿检:蛋白 3＋,隐血 3＋;舌苔薄腻,脉浮。守上方加连翘 10 g、赤小豆 30 g、蝉衣 8 g,解表祛邪利水湿。

四诊(10 月 10 号):药后浮肿已消。尿检:蛋白(＋),隐血(＋);纳增,后按上方加益母草、石莲子、党参进行加减调治 3 个月,尿检、肝功能、肾功能复查正常,B 超复查示肾结石消失,病告愈,连续 2 年未复发。

按:水肿因由外感而发者,《金匮》是为太阴、太阳合病,太阳表虚,兼有里饮之外邪内饮病。益气祛风、健脾利水为治常法,故而投用防己黄芪汤加减。加薏苡仁、白术、防己利湿,加山药、芡实补脾益肾,治理肾脏筛漏之缺,加大腹皮、槟榔、厚朴、鸡内金,悦脾胃而容百纳,调气机而化结石。三诊小恙,酌情加入连翘、赤小豆、蝉衣,乃仿水肿"宣肺揭盖"之法则也。再言医嘱之重要,遏制其病因诱发耳。

水肿(特发性水肿)

陈某,女,51岁,2010年6月6日初诊。

主诉:浮肿反复发作1年余,近日加重。

现病史:睑面及双下肢浮肿,时消时肿,时轻时重,屡治屡发1年余。常因劳累或月经过后而加重。近日来,月经过多,睑面及下肢浮肿更甚,伴心悸、乏力、纳差、头晕、胸闷不舒,大便稍溏,小便较少,面色苍黄,精神淡漠,舌淡苔薄腻,脉沉小滑。

体检及理化检查:T 36.8 ℃,P 80次/分钟,R 21次/分钟,BP 150/92 mmHg。心肺(一),肝脾未触及,下肢凹陷性水肿。血常规:血红蛋白8.5 g/L;尿常规:正常;肝肾功能、胸透、心电图、B超等均正常。

西医诊断:特发性水肿,高血压。

中医辨证:水肿,眩晕(肝郁脾虚、水湿内停)。

治则:疏肝健脾,补益气血,行水消肿。

方药:柴芍六君加减。

处方:党参15 g、白术10 g、茯苓30 g、柴胡6 g、白芍15 g、当归10 g、首乌15 g、鸡血藤15 g、天麻15 g、枸杞20 g、杜仲10 g、牛膝15 g、薏苡仁30 g、车前子10 g、红枣6 g,6剂,水煎服。日1剂,分2次服。

医嘱:多休息,注意营养,少盐。

二诊(6月12日):6剂后水肿明显减轻,诸症好转,原方再6剂,配归脾丸补心脾、益气血。

三诊(7月3日):水肿已消,心悸、头晕、乏力明显改善。BP:140/86 mmHg,舌苔薄,脉细,仍就前方出入,水肿已消,去车前子,加洋参益气阴,再调治半年,诸症消失,血红蛋白升至 10.8 g/L。

按:特发性水肿,属于中医"水肿"范畴。本方多见于女性,多数病人与情绪和月经期有关。本病应责于肝脾,因肝主疏泄,若肝功能失职,则气机郁结,水液代谢受阻,滞留而致水肿,故曰:"气行则水行,气滞则水停。"吴鞠通治水之旨"善治水者,不治水而治气",正说明了气与水的生理和病理关系。脾主运化,责司升清降浊,主肌肉四肢,输布水谷精微。若脾虚不运,则水湿内停,而致水肿。因此《内经》曰:"诸湿肿满,皆属于脾。"综上所述,本病多属于肝郁脾虚,水湿内停。治当疏肝健脾,利水消肿为主。方中党参、白术、茯苓、薏苡仁、红枣健脾益气;柴胡、白芍、天麻疏肝平肝理气;当归、首乌、鸡血藤补血活血;杜仲、牛膝、枸杞补肝肾,司开阖,以利玄门开、水道下而消肿;配车前子利水消肿。全方共奏疏肝理气,健脾化湿,益气行血,利水消肿之功效。药合病机,因此有良好疗效。

水肿(急性肾小球肾炎)

陈某,女,43 岁,2009 年 8 月 11 日初诊。

主诉:脸面浮肿,咽痛,咳嗽 15 天。

现病史:半个月前因劳受凉,畏冷、咳嗽、咽痛,在外医治曾用过青霉素及激素数日,虽畏冷除,但咳嗽仍见,伴脸面浮肿,下肢稍肿,腰酸乏力,小便短赤,纳差,舌暗红苔腻微黄,脉滑尺弱。

体检及生化检查:精神稍萎,面色欠华,眼睑及双下肢水肿,咽部充血。T 37.6 ℃,P 76 次/分钟,R 20 次/分钟,BP 130/80 mmHg,心肺(一),肝脾未触及。尿常规:蛋白质(＋),隐血(＋＋＋);血常规:WBC 10.3×10^9/L,N 71.2%;肾功能:尿素氮 7.1 mmol/L,血肌酐 78.3 mmol/L。

西医诊断:急性肾小球肾炎。

中医辨证:水肿(风水泛溢)。

治则:祛风解表、宣肺利水,麻黄连翘赤小豆加味。

处方:麻黄 5 g、连翘 10 g、赤小豆 30 g、蝉衣 8 g、白术 10 g、丹皮 15 g、山药 30 g、芡实 30 g、白茅根 30 g、甘草 3 g。6 剂,每天 1 剂,水煎服,分 2 次服。

医嘱:休息,少盐,慎风邪,禁辛辣之品。

二诊(8 月 16 日):服上药 6 剂,浮肿较消,咳嗽亦减,食欲改善,小便较清长,但体倦怠,尿检:蛋白(+),潜血(+),舌苔薄腻,脉小滑,余邪未清,正气已伤,再以原方加黄芪 30 g 扶正祛邪,益气利水,6 剂。

三诊(8 月 21 日):水肿消退,咳嗽亦除,腰酸体倦明显改善,尿检蛋白少许,潜血(+),舌晦暗苔薄,脉沉。以原方增减,加滋阴活血之品。处方:连翘 15 g、赤小豆 30 g、生芪 30 g、山药 30 g、莲子 15 g、龟板 30 g、败酱草 10 g、旱莲草 20 g、仙鹤草 30 g、甘草 3 g,经服上方 12 剂,尿检正常,他症悉愈,后改 3 天服 1 剂,以巩固疗效,半个月尿检复查 4 次均正常,随访半年未复发。

按:肾小球肾炎简称“肾炎”,是由链球菌及其他感染引起的变态反应性炎症,有急性和慢性两种。临床以浮肿、血尿、蛋白尿及高血压为主要表现,相当于中医“水肿”。水肿是由外感风邪水湿或内伤饮食、劳倦,以致水液代谢功能障碍,造成头面、四肢甚及全身水肿。人体内水液的代谢和调节,主要依靠肺、脾、肾三焦,膀胱等脏腑功能活动来完成的。如肺气的通调、脾气的转输、肾气的开阖,而三焦司决渎之权,使膀胱气化畅行,小便因而通利。如果其中何任一脏的功能失调,都有可能使水液代谢障碍而发生水湿停蓄、潴留成为水肿。而本例因劳受凉,风邪外袭,肺气不宣,不能通调水道,下输膀胱,以致风遏水阻,湿热内蕴。治麻黄连翘赤小豆汤宣肺利水,清热解毒;蝉蜕疏散风热,且有抗变态反应的作用;丹皮、白茅根凉血止血、清热利尿不伤阴;山药、芡实、白术补脾胃、益肺气,强肾固精;甘草调和诸药,三诊待邪祛之势,则加益气、滋阴、凉血扶正祛邪,达祛邪务尽,病愈无复燃之扰。

石淋(肾结石)

邱某,男,38 岁,2013 年 10 月 15 日初诊。

主诉:反复腰腹阵发性疼痛 3~4 年,加重 3 天。

现病史:4 年前因腰腹部疼痛,小便不利,经检查确诊为左肾结石 0.9×0.8 cm,右肾泥沙样结石,用消炎药及破石治疗症状缓解,嗣后腰腹疼痛时常发作,虽用消炎止痛及石淋通等药,又做了 2 次碎石治疗,均无效。三天来腰腹部绞痛阵作,向会阴部放射,伴畏冷发热,尿急尿痛,经静滴抗生素及解痉药,发热退,尿急尿痛及腰腹疼痛缓解,患者要求配中药治疗。诊见腰腹疼痛阵作,小便小利,伴腰酸乏力,时有恶心,舌暗舌苔腻黄,脉弦滑右关尺弱。

体检及理化检查:T 37.2 ℃,P 78 次/分钟,R 19 次/分钟,BP 130/80 mmHg。急性病容,痛苦不安,心肺(一),肝脾未触及,左肾叩击痛阳性。血常规:WBC $10.1×10^9$/L,N 70.4%;尿常规:尿蛋白(+)、红细胞(++);B 超:左肾结石 1.2 cm×0.8 cm,伴轻度积水。

西医诊断:肾结石。

中医辨证:石淋(肾虚湿热蕴结)。

治则:补肾益气,清利通淋。

方药:自拟方。

处方:胡桃 30 g、金钱草 60 g、菟丝子 15 g、海金沙 15 g、鸡内金 30 g、葛根 15 g、陈皮 15 g、甘草 6 g。6 剂,水煎服,日 1 剂,分 4 次服。

医嘱:治疗时多饮水,多跳跃,以便结石下移排出。

复诊(10 月 21 日):药进 3 剂后疼痛消失,他症减轻,再进 6

剂,诸症消除,经 B 超复查结石已排出,肾积水已消失。

按:本病初多实热,治疗多宗宣通清利,又多次碎石,肾受损伤,气化失司;病程日久,则多见虚象,或实中夹虚。故腰酸乏力,脉尺弱为肾虚之征;尿急尿痛,舌暗红苔腻黄,脉弦滑为标实湿热蕴结之候,治宜扶正祛邪,标本兼顾,以补肾益气、利湿清热为法。方中胡桃、菟丝子、陈皮补肾健脾益气,以驱石动;金钱草、海金沙清热利湿通淋,利尿排石;鸡内金消积磨坚化石溶石;妙用葛根升清降浊,现代药理又证明其具有扩张血管作用,借以扩张管道及松弛输尿管平滑肌,以利结石排出;甘草补益脾胃,调和诸药,方中重用金钱草,临床观察一般用 60～120 g 可收到疗效。诸药合用,补肾益气,宣通清利,以利结石排出,取效神速。

盛人(肥胖症)

陈某,女,38 岁,2005 年 5 月 30 日初诊。

主诉:患形体肥胖 5 年,近半年病情加重。

现病史:5 年前施行结扎,此后体重逐增,体重由 55 kg 增至 76 kg,为之焦虑,四处求医。查前医所用之药,有用利水消肿泽泻、益母草、薏苡仁之属,有用消导活血泻下山楂、丹参、大黄等之品,屡治无效,经各种检查无异常,西医诊为"单纯性肥胖病"。症见形体肥胖,腹大如箕,身重疲乏,行走迟缓,面色欠华,四肢欠温,气短汗多,食时或动则汗出淋漓,纳少,便溏,下肢浮肿,按无没指。舌淡胖色暗晦,苔腻,脉沉细。

检查及理化检查:T 37.0 ℃,P 78 次/分钟,R 19 次/分钟,BP 110/80 mmHg。神清,形胖,身高 156 cm,体重 76.5 kg,腹围 96.5 cm。巩膜无黄染,心肺(一),颈软,肝脾未触及。血、尿常规正常,肝功能正常。

西医诊断:单纯性肥胖症。

中医辨证:盛人(脾虚湿盛)。

治则:益气健脾利湿为主,佐以活血。

方药:防己黄芪汤加减。

处方:生黄芪 50 g、白术 15 g、防己 15 g、红枣 7 枚、丹参 20 g、炙甘草 3 g。10 剂,水煎服,日 1 剂,分 2 次服。

医嘱:调节饮食,少食油腻之品,多运动。

二诊(6 月 11 日):服药 10 剂,腹大见消,汗少,纳增,腰时疼,尿较少,舌苔薄,脉细尺弱,药已中的,原方加肉桂 5 g 温肾补土利水。

三诊(6 月 28 日):续服 15 剂,体重减轻 3 kg,腹围缩小 5.5 cm,再守法守方。

四诊(7 月 29 日):计服 30 剂,诸症悉除,体重减轻 11 kg,腹围缩小 16 cm。

按语:肥胖病其病机多认为饮食过剩,恣食膏粱厚味,脾胃受伤,运化失司,痰湿蕴积而成。疗者从消导利水泻实立论,收效者确实不少,但也并非没有例外者。凡事有常就必有变,况复杂多变之病乎,是故肥胖病于屡投消导利水泻实而不效时,则应刻求他故,探索其因。本案一诊中的,除了踏前车之鉴外,尤以重视细诊详察,于四诊所得,务求其本。从辨证分析:胃主受纳,脾主运化,脾胃虚弱则纳差、便溏;脾主大腹、四肢,脾失健运则湿浊内停其腹肿大;脾气虚,不能温煦四末,故四肢欠温;脾虚不能运化水谷精微输布营养全身,故面色欠华,神疲乏力,气短;汗出乃气虚及阳,卫气不固之故,舌淡苔腻,脉细为脾虚湿盛的表现。综上所述,本病为脾气虚,失健运,湿浊内阻所致。本病属本虚标实,乃气虚不运,聚湿成痰,虚之为本,岂能专以消泻之理,故在处方遣药则紧扣病机恰到好处,以身重疲乏,纳少,舌淡胖,脉细为辨证依据,认准气虚、脾失健运,湿浊内阻而致肥胖之机因,选用防己黄芪汤为主益气健脾利湿之剂,以补气健中州,药后脾气健运,代谢功能正常,湿浊自化,瘀积自消。若只一味消泻,邪未祛,气虚更损,中运戕伐,邪愈益难化,病缠难愈。故治病当求其本,于方中重用黄芪、白术补气健脾以化水湿,配防己通行经络,开窍泻湿,辅以丹参活血助黄芪行气,诸药配合,切中病机,肥胖诸症自瘥。现代医学认为肥胖病是一种全身性代谢失调的疾病,从中医角度看则与脾运化失调有关,故从脾论治有其临床意义,值得进一步探讨。

白血病(急性早幼粒细胞性白血病)

郭某,男,30 岁,永春一都人。2008 年 12 月 27 日初诊。

主诉:患"急粒"1 年余,近期面苍、乏力。

现病史:1 年前因发热反复不退,到省级医院诊断为急性早幼粒细胞性白血病,并给予化疗治疗。虽病情获得控制,但精神不振,体倦乏力,要求中医治疗。症见面色苍白,精神淡漠,纳差乏力,咳嗽痰少,午后低热,伴心悸、头晕,大便稍干,小便微黄,下肢稍肿,舌暗红,苔薄腻黄,脉细滑。

体检及理化检查:T 37.6 ℃,P 80 次/分钟,R 21 次/分钟,BP 136/80 mmHg。心律齐,肺部可闻及少许啰音。脾胁下 3 cm 触及,肝胁下未及。血常规:白细胞 11.6×10^9/L,血红蛋白 9.6 g/L。胸透:肺纹理增粗。

西医诊断:白血病。

中医辨证:白血病(气阴两虚夹热毒)。

治则:益气养阴,清热解毒。

方药:自拟方。

处方:太子参 15 g、鱼腥草 15 g、大青叶 15 g、麦冬 10 g、五味子 6 g、两面针 15 g、白蛇舌草 15 g、芦根 10 g、猪苓 15 g、远志 10 g、绞股蓝 15 g、鸡内金 15 g、丹参 15 g、枸杞 15 g、莲子 15 g、甘草 3 g。10 剂,水煎服,日 1 剂,分 2 次服。

二诊(2009 年 1 月 12 日):药后低热退,下肢浮肿消,他症亦好转。白细胞由 11.6×10^9/L 下降为 4.8×10^9/L,早幼粒细胞减少,血红蛋白上升为 10.7 g/L。原方加鸡血藤 15 g、龟板 30 g,再10 剂。

三诊(1 月 31 日):再服 10 剂后,面色转红润,头晕、心悸明显改善。诉服药时肠鸣,大便溏,舌苔腻,脉滑。上方去鸡血藤、龟板,加白术 10 g、薏苡仁 15 g、黄芪 20 g 益气健脾,调治半个月,症状基本消失,血色素 11 g/L,复查白细胞正常,早幼粒细胞消失。

按:本例"急粒"中医辨证为气阴两虚夹热毒,治以扶正祛邪。方中太子参、麦冬、五味子益气养阴;枸杞滋阴补肾;丹参补血活血;莲子、猪苓、鸡内金、远志补脾宁心,以化气血之源,达扶正之目的;鱼腥草、大青叶、两面针、白蛇舌草、芦根、甘草,大剂清热解毒之品进剿,及早顿挫其病势,扭转病机以祛邪安正。在病情好转时则加黄芪、白术、薏苡仁益气健脾利湿,以增强扶正之力,达到除邪务尽,祛邪不伤正,标本同治。此适于正虚邪实之证。

癫 痫

陈某,女,15 岁,永春东平人,2004 年 3 月 4 日初诊。

主诉:患癫痫 7 个月,近期 4~5 天发作一次。

现病史:7 个月前因跌倒脑部受伤后发生癫痫,发作时流涎、目吊,手足挛急,牙关紧闭,约 30 分钟方醒,伴记忆减退,经省级医院诊断为癫痫,给大仑丁,后转到某军医治疗,服用卡马西平、苯巴比妥、脑复康、康脑灵等药,症状有所缓解。近 4~5 天发作一次,发作时间大多在上午 11—12 时或下午 6—7 时左右,饮食与二便正常。舌苔薄黄腻,脉弦滑。

体检及生化检查:T 36.8 ℃,P 78 次/分钟,R 21 次/分钟,BP100/62 mmHg;心肺正常,肝脾未触及。

西医诊断:癫痫。

中医辨证:癫痫(痰浊内扰)。

治则:清火豁痰熄风,佐以滋肾平肝。

方药:温胆汤加味。

处方:茯苓 30 g、制半夏 10 g、陈皮 10 g、姜竹茹 10 g、枳实 10 g、灵芝 6 g、首乌 15 g、丹参 15 g、龟板 30 g、僵蚕 10 g、枸杞 10 g、天麻 12 g、甘草 3 g。水煎服,日 1 剂,分 2 次;康脑灵 1 片,日 3 次。

二诊(3 月 14 日):服药 10 剂后,癫痫发作由 4~5 天发作一次,延至 10 天发作一次。药已中的,宗上方,再服 6 剂。

三诊(3 月 20 日):药后至今癫痫无再发作,睡时口干稍痛,舌苔薄腻,脉滑,上方枸杞改山茱萸 15 g,茯苓 30 g 改 60 g,加蒲公英 15 g、石斛 15 g,清热养阴。西药同上。

四诊(3 月 31 日):近三天来,因感冒,癫痫小发作一次,伴咳嗽痰多,上方加莱菔子 30 g、百合 15 g 化痰润肺。

五诊(5 月 1 日):二十天来,癫痫只发作一次,发作时间缩短 6~7 分钟,舌苔薄微黄,脉小滑,宗上方去蒲公英、百合,改每两天 1 剂。1 年后随访,癫痫未再发作。

按:《内经》云:"诸风掉眩,皆属于肝。"朱丹溪云:"顽疾怪病皆主于痰。"痰浊内扰型癫痫,以温胆汤化裁实属方证对应,其理气化痰,清胆和胃以遏制邪扰。该患好发时段:午时(上午 11—12 时)为心当令、酉时(下午 6—7 时)为肾当令,宁心健脾神自安逸、滋肾平肝风可消失。其治法治则贯穿一至五诊始终,故奏效甚捷。茯苓、制半夏、陈皮、竹茹化痰以醒神明;首乌、僵蚕、龟板、天麻定风以解痉;枸杞、灵芝、丹参滋肾以灵髓脑;枳实、甘草加入山萸肉、蒲公英、石斛,健脾清热以缓挛急。

行痹(类风湿性关节炎)

刘某,女,38 岁,永春县五里街人,2000 年 4 月 13 日初诊。

主诉:四肢关节肿痛3年,近期加重。

现病史:3年前因冒雨涉水,周身游走性酸痛,服中西药虽有改善,但四肢关节酸痛时常发作,以膝、踝、腕关节为著,经常服用芬必得、地塞米松等,效果欠佳。近期日渐加重,疼痛夜间尤甚,手指关节肿胀酸痛,呈梭形改变,晨起僵硬,生活自理较困难,痛苦不堪,食欲不振,大便较软,小便清长,舌暗红苔薄腻,脉弦滑。

体检及理化检查:T 37.3 ℃,P 78次/分钟,R 21次/分钟,BP 138/86 mmHg。心肺(-),肝脾未触及;化验血沉:61 mm/h;类风湿因子:阳性。

西医辨证:类风湿性关节炎。

中医诊断:痹症(风寒湿痹,气血凝滞)。

处方:乌蛸蛇10 g、露蜂房20 g、地别虫10 g、白僵蚕10 g、鸡血藤15 g、威灵仙20 g、桑枝10 g、薏苡仁30 g、穿山甲8 g、汉防己10 g、生黄芪40 g、熟地黄15 g、当归10 g、川芎10 g、白芍30 g、内金15 g、甘草8 g。6剂,水煎服,日1剂,日2次。

二诊(4月20日):服药6剂,关节肿痛减轻,颈项酸楚,口干,宗上方去桑枝,加葛根15 g、石斛15 g、忍冬藤15 g,以解肌清热,养阴生津。

三诊(9月7日):先后以上方加减再服60剂,症状基本消失,生活能自理。复查类风湿性因子:阴性;血沉:21 mm/h。后服30剂,配合鹅肉煎生姜食疗,巩固疗效,至今尚好。

按:类风湿性关节炎是一种自身免疫性疾病,目前尚属顽症之一,致残率较高,它属中医"痹症"、"历节"范畴。《济生方》云:"皆因体虚,腠理空疏,感受风、寒、湿气而痹也。"《医林改错》又云:"痹有瘀血。"可见本病是因正虚卫外不固,风寒湿邪乘虚而入,痹阻经脉,气血凝滞,不通则痛,乃至功能活动障碍。而本例其因正是冒雨涉水,感受风寒湿而致。治以乌蛸蛇、鸡血藤、威灵仙、薏苡仁、僵蚕、防己祛风除湿宣痹为君;地别虫、穿山甲、露蜂房活血通络为臣;黄芪、熟地、当归、川芎、白芍补气养血扶正祛邪为佐;甘草调和诸药为使;加入内金消食健脾,以振胃气,使药物容易吸收,更好发挥作用。诸药共奏祛风除湿,活血通络,扶正祛邪之功,诚为治疗该病之良方。

鹤膝风(关节积液)

李某,男,46岁,永春东关外碧人,2011年4月10日初诊。

主诉:有膝关节肿痛10余年,近月来加剧。

现病史:10年前右膝关节碰伤后时常疼痛,反复发作,历经多家医院,屡治屡发,近月来加剧,肿痛重着,行走不便,四肢欠温,经X光检查示关节积液,予关节积液抽除治疗,虽肿痛减轻,但局部灼痛夜甚,夜寐不安,大便正常,小便色黄,舌红苔薄腻微黄,脉沉滑。

体检及辅助检查:T 37.5 ℃,P 80次/分钟,R 21次/分钟,BP 145/86 mmHg。心肺正常,肝脾未触及。血常规:WBC 11.0×10^9/L,N 50.8%,HBG 132 g/L,PLT 241×10^9/L;血沉:42 mm/h。

西医诊断:关节炎(关节积液)。

中医诊断:鹤膝风(寒湿瘀阻,久积化热)。

治则:补气活血,利湿通络止痛。

处方:牛膝15 g、苍术8 g、鸡血藤15 g、威灵仙15 g、黄芪30 g、忍冬藤15 g、薏苡仁30 g、酒地龙15 g、白芍30 g、全蝎4 g、红枣6 g、甘草6 g。6剂,水煎服,日2次。

二诊(4月24日):转方时述,药后肿痛十去七八,夜可入眠,小便清长,舌暗红,苔转薄。药症相合,续方加丹参30 g。再服6剂,水煎服,日2次。

三诊(5月1日):肿痛基本消除,局部灼热感消失,能行走,睡眠转佳,二便通利,下肢较酸软无力,舌暗苔薄,脉弦细。宗上方加龟板 30 g、杜仲 15 g,滋补肝肾健筋骨,续服 12 剂。

四诊(7 月 3 日):诸症悉除,血检正常,局部 X 光检查关节无积液,舌苔薄白,脉小滑。暑热当令,上方加荷叶、扁豆升清醒脾,祛暑进退以巩固疗效,改 2 天 1 剂,随访半年未复发。

按:此例数医诊治而难奏效,反复考虑,用《素问·痹论》的"风寒湿三气杂至,合而为痹"的理论分析病情,"湿者重着",故发生下肢肿痛;寒为阴邪,阳气受损(伤),而四肢不温;"同气相求"故夜间加重,久之寒则化热为痛,故局部灼热而痛。况病发 10 余年,"初病在经,久病入络",故须益气通阳,养血活血;"通则不痛",又须配合舒筋通络之品,糅合黄芪、鸡血藤、白芍益气养血活血;威灵仙、苍术、薏苡仁、忍冬藤,清热燥湿、利水消肿;酒地龙、全蝎,通经活络止痛;牛膝、杜仲、龟板补肝肾;红枣、甘草补中益胃。合方融会标本合治,扶正祛邪,且补正不留邪,攻邪不伤正,使顽疾愈后不再复发。

便秘(一)

周某,男,40 岁,2011 年 1 月 4 日初诊。

主诉:便秘 4～5 年,2～3 天解一次。

现病史:5 年前,患乙型肝炎,情志忧郁,胸胁不适,大便秘结,欲便不得,2～3 天解一次,大便干,伴腰酸,常服果导、火麻仁丸通便,未能治愈。刻诊:大便干结,心烦易怒,口干,腰酸,舌暗苔微黄,脉弦尺弱。

体检与理化检查:T 37.2 ℃,P 80 次/分钟,R 21 次/分钟,BP 140/86 mmHg。心肺(一),肝脾未触及,肝功能正常。

西医诊断:习惯性便秘。

中医辨证:便秘(气秘肾亏)。

治则:疏肝理气,益肾润降。

方药:四逆散加味。

处方:柴胡 6 g、枳实 10 g、白芍 15 g、肉苁蓉 15 g、沙参 15 g、桔梗 6 g、冬瓜仁 15 g、槟榔 10 g、草决明 8 g、甘草 3 g。6 剂,水煎服,日 1 剂,分 2 次服。

复诊(1 月 11 日):药后大便已通畅,一天一次,余症减轻。两天来因有烦事,睡眠不宁,牙齿浮动,宗上方加生地 20 g、牡丹皮 15 g、石斛 15 g,滋阴降火,再 6 剂。

三诊(1 月 18 日):药尽上症已除,纳不香,宗上方加白术 10 g,调治半个月,病未复发。

按:本案由于肝气郁结,疏泄不利,气秘则大便不通,情志郁闷,胸胁不适;肝郁化火则心烦易怒,舌苔微黄;火灼阴亏则口干、大便干燥;腰酸乃肾亏所致。脉弦尺弱是肝郁肾亏之象。故辨证为气秘肾亏,治宜疏肝理气,益肾润降,方用四逆散,本方重在调肝理气、通便导滞。方中柴胡、白芍、枳实疏肝理气;槟榔与枳实破气行滞;沙参、桔梗滋阴润肺、宣肺降气,以利大肠通畅;肉苁蓉补肾滋液润燥,盖肾主五液,津液充盛,大便自通;冬瓜仁、草决明清肺凉肝、润肠通便。诸药切中病机则病获愈。

便秘(二)

颜某,男,40 岁,2010 年 8 月 7 日初诊。

主诉:便秘 2～3 年,5～6 天解一次。

现病史:2～3 年来经常便秘,5～6 天解一次,大便干结如羊屎,经常服通便药未能治愈,神疲乏力,大便努争难下,口淡纳少,舌淡苔腻微黄,脉沉细,右关尺弱。

体检与理化检查:T 37 ℃,P 72 次/分钟,R 20 次/分钟,BP 120/70 mmHg。心肺(-),肝脾未触及,肝功能正常,血检、尿检正常。

西医诊断:习惯性便秘。

中医辨证:便秘(气虚肠燥)。

治则:补气宣肺通腑、温肾润燥通便。

方药:四君子汤加味。

处方:党参 30 g、白术 10 g、茯苓 20 g、肉苁蓉 15 g、干姜 4 g、桔梗 8 g、葛根 8 g、冬瓜仁 15 g、槟榔 10 g、金线莲 4 g、甘草 3 g,6剂。水煎服,一日 1 剂,分 2 次。

复诊(8 月 14 日):服药后大便已通,一天解一次,余症亦见好转,宗上方加草决明 4 g,调治半个月,大便秘结已愈。

按:便秘属大肠传导功能失常,但与脾、肺、肾功能密切相关。在治疗上,热秘宜清;气秘则顺气行滞;气血虚者,益气血而润肠;冷秘则温通开秘。本案为气虚肠燥,治以补气宣肺通腑,温肾润肠兼治而取效。本方重在益气润下,方中党参、白术、茯苓、甘草补中益气;桔梗、葛根助上药益气升举,宣肺通腑,此乃肺与大肠相表里之故;又配肉苁蓉、干姜温脾肾,以启肾主二阴之功;槟榔、冬瓜仁行气清肺,润肠通便;妙用金线莲制干姜燥热之性,使温而不燥热,以免燥热倍加肠燥之弊,配方合拍,其效甚验。

脱疽(脉管炎)

庄某,男,78 年,惠安人,2006 年 10 月 15 日初诊。

主诉:左足蹈指溃疡,抽痛时作 2 年余。

现病史:2 年前左足蹈趾外伤,不介意,继则局部溃疡,曾用抗生素治疗,时轻时重,近一年来局部表皮呈紫黑色,伴抽痛,经泉州医院按脉管炎治疗,病未治愈。近一年来抽痛加剧,常与止痛药度日,经友人介绍就诊,刻下见:局部溃疡色泽娇红,流脓水,周围连足背皮色黯紫,夜间抽痛更甚,大便结干,纳不香,夜难眠,舌暗红苔黄腻,脉滑略数。

检查与生化检查:T 37.4 ℃,R 82 次/分钟,P 23 次/分钟,BP 142/88 mmHg。心率齐,肝脾未触及。血常规:白细胞 10.1×10^9/L,中性粒细胞 80.2%。

西医诊断:脉管炎。

中医辨证:脱疽(湿热下注,蕴滞结毒)。

治则:清热解毒,逐瘀化湿。

处方:黄芪 30 g、连翘 15 g、银花 15 g、赤芍 15 g、酒地龙 12 g、炒山甲 10 g、陈皮 15 g、桂枝 6 g、元参 15 g、元胡 10 g、皂刺 10 g、甘草 6 g。7 剂,水煎服,一日 2 次。

西药:低分子右旋糖酐 250 mL+丹参注 20 mL,生理盐水 100 mL+诺碧泉 0.2 g,甲硝唑注 100 mL,静滴,一天 1 次,连用 7 天。

外治:疮面按西医清洁防感染处理。

医嘱:注意休息,禁忌辛辣腥燥之品。

复诊(10 月 23 日):局部焮红,抽痛减轻,大便结干仍见,舌苔黄腻稍退,脉滑,原方加冬瓜仁 15 g、桃仁 10 g,再 7 剂,静滴同上。

三诊(10 月 30 日):经中西医结合治疗半个月后,红肿痛减半,脓水已净,大便通畅,舌质转红,苔厚转薄黄腻,脉滑,病见好转,但有疲乏感,停用西药,原方去冬瓜仁、桃仁,加太子参、茯苓、麦芽,补气健脾,继按此加减调治半年而愈。

按:本例为脉管炎,属中医"脱疽"范畴。证为湿热下注、蕴滞结毒,故治以清热解毒为主,佐以活血化瘀。药用银花、连翘、元参、皂刺、甘草清热解毒;用赤芍、山甲、地龙、元胡活血通络、化瘀止痛;配桂枝温经通血脉,使大量寒凉药清热凉血而不凝血,正如《内经》"血者,喜温而恶寒,寒则泣不能流,温则消而去之"所云;黄芪补气行血生脉,以免攻邪伤正;少佐陈皮顾胃气。因本例虽病久,但热毒当盛,诊时局部焮红抽痛难忍,舌苔黄腻,脉滑数,治宗"急则治其标,甚者独行",继治以"间者并行",扶正祛邪的中药调治而愈。采用清热解毒的中药,配合西药抗菌消炎,丹参注活血通络,以迅速制伏汹汹之病势。

耳鸣(耳膜内陷)

薛某,男,56岁,2013年8月1日初诊。

主诉:耳鸣1月余。

现病史:1个月前患中耳炎,用抗生素(药不详)治疗一星期,继后耳鸣。西医按神经性耳鸣给予维生素 B_1、B_6 治疗,效果不明显而求中医。症见耳鸣,如蝉声或时如潮声,夜卧更明显,妨碍听觉,伴头晕腰酸,心烦卧不安,食欲不振,小便稍黄,大便正常,舌质红苔薄腻,脉细弱。

体检与生化检查:T 37 ℃,R 21 次/分钟,P 76 次/分钟,BP 140/86 mmHg。心率齐,肝脾未触及,血常规检查正常。

西医诊断:耳膜内陷。

中医辨证:肾阴亏虚,虚火上扰。

治则:滋阴潜阳、清肝宁心。

方药:六味地黄汤加味。

处方:山茱萸10 g、山药15 g、牡丹皮15 g、茯苓15 g、柴胡6 g、白芍15 g、磁石15 g、丹参20 g、远志8 g、石菖8 g、甘草3 g。6剂,水煎服,日1剂,分2次服,夜配服知柏地黄丸8粒。

复诊(8月8日):服上药后,白天耳鸣较差,余症减轻,纳仍差,上方加荷叶续服12剂,症状基本痊愈,嘱以六味地黄丸巩固疗效。

按:肾主骨髓,通于脑,开窍于耳,肾精亏损,髓海不足则耳鸣、头晕;腰为肾之外府,肾亏则腰酸;又因足少阳经脉上入于耳,肾水亏不养肝,肝郁化火上扰,心神不宁则耳鸣心烦卧不安。治以滋阴潜阳、清肝宁心。方中以山茱萸、山药、茯苓配知柏地黄丸填精补肾,滋阴降火;磁石、石菖平肝潜阳开窍;柴胡、白芍疏肝解郁以清肝;入远志、丹参宁心定志以安神。继加荷叶升清降浊以运脾,助其药力发挥,上奉于耳,故取效较快,疗效满意。

哈 欠

林某,男,45岁,2007年5月13日初诊。

主诉:哈欠2年余。

现病史:2年前因咳嗽,继后出现哈欠时休时作,经检查无发现异常,近半年来哈欠常作,有时日作10余次,伴胸闷不适,心烦不宁,腰酸耳鸣,纳食可,两便调,舌暗红苔薄腻,脉弦细。

体检及生化检查:T 37.2 ℃,R 20次/分钟,P 76次/分钟,BP 125/78 mmHg。腹软,肝脾无触及。胸片心肺正常,血、尿常规检查无异常。

中医辨证:哈欠(肾虚气机不畅)。

治则:补肾调肝理气。

方药:六味地黄丸合四逆散加味。

处方:(1)六味地黄丸一瓶,8粒,晚服。

(2)柴胡6 g、枳实10 g、白芍15 g、瓜蒌10 g、半夏10 g、旋复花10 g袋包、桔梗10 g、枇杷叶10 g、泽兰8 g、田七4 g、甘草3 g。6剂,水煎服,一日2次。药尽则病愈。

按:"肾为欠"出自《内经》,古汉语常用字典解为"呵欠,疲倦时张口出气"。肾为强之官,疲倦就是不能作强,故欠者肾疲倦也。现代医学观点认为,哈欠是一种属条件反射深呼吸活动。当肺里的氧浓度低时就会让人打哈欠以吸入更多的空气,此外呼吸与打哈欠的动作受控于不同的脑区域,当位于大脑下丘的旁室核氧浓度低时人就会打哈欠。中医学认为哈欠与肾、肺密切相关,《内经》云:"五气所病……肺为咳……肾为欠……病气在肾,则为欠,病气在肺,则为咳,气上逆也,此为本气不和而为病也。"而气不和与肝气疏泄有关,若肝的疏泄功能正常,则保障全身气机调畅,故当以补肾调肝理肺气入手,六味地黄丸滋肾健脑,四逆散疏肝理气,旋复花、枇杷叶、桔梗宣降肺气,瓜蒌、半夏、泽兰、田七宽胸活血,以调畅气机,气机调畅则哈欠自愈。

瘿瘤(甲状腺瘤)

李某,女,17 岁,2007 年 12 月 23 日初诊。

主诉:结喉正中处肿块呈圆形 10 余年。

现病史:10 年前发现喉正中有一小肿物,因无痛苦,未引起注意,近年肿物较大,伴神志易烦躁,月经来潮更甚,经西医检查诊为甲状腺瘤,后求诊中医,结喉正中处肿块呈圆形,如鸭蛋大,按之不痛,可以随吞咽而上下移动,纳食与二便正常,舌较红苔腻,脉滑。

体检与理化检查:T 37.1 ℃,R 20 次/分钟,P 78 次/分钟,BP 110/65 mmHg。心肺(一),肝脾未触及,血常规、生化全套检查无异常。

西医诊断:甲状腺瘤。

中医辨证:瘿瘤(肝气结郁、痰瘀互结)。

治则:理气解郁、化痰软坚。

方药:四逆散加味。

处方:柴胡 6 g、枳实 10 g、白芍 15 g、牡蛎 20 g、当归尾 10 g、鳖甲 30 g、昆布 15 g、太子参 15 g、茯苓 20 g、莪术 10 g、浙贝 6 g、丹参 30、薏苡仁 15 g。7 剂,水煎服,一日 2 次。

复诊(12 月 30 日):服 7 剂,肿块已缩小 1/3,心情舒畅,效不更方,上方再 7 剂。

三诊(2008 年 1 月 6 日):肿块基本消失,宗上方加陈皮理胃气,再续服 6 剂以巩固疗效。经随访 1 年未见复发。

按:甲状腺瘤大多发生于女性,在结喉正中或偏左偏右处,属中医"瘿瘤"范畴。本例成因是肝气郁结,津液运行受阻,凝聚成痰,气滞日久导致血瘀,气痰瘀互结于颈前,渐成瘿瘤。本病系慢性病,病程长,药若见效,可不必更改处方,直服至瘿瘤消散为止。方中柴胡、白芍、枳实、甘草疏肝解郁,使气畅血行;昆布、牡蛎、鳖甲软坚散结以消瘿;莪术、丹参、当归尾活血化瘀;浙贝、薏苡仁、茯苓化痰利湿消肿;妙用太子参、茯苓、陈皮益气养阴,健脾理气以鼓舞正气,处方用药严谨,达到破坚散结,又不损正气,使病愈而不留余弊。

气瘿(甲状腺瘤)

郑某,女,66岁,2010年10月27日初诊。

主诉:颈下肿块如鸭蛋大6~7年。

现病史:素来多愁善感,忧思抑郁,6年前患甲状腺瘤,于颈下结喉正中处有一圆形肿块,每于情志变化而增减,因没有痛苦未引起注意。近年来肿块较大如鸭蛋大,按之不痛,可随吞咽上下移动,情志较急躁易怒,伴胸闷心悸、乏力、多汗、食纳较差,睡眠欠佳,大便较干,小便正常。舌暗红苔薄腻,脉弦滑。

体检与生化检查:T 37.3 ℃,R 21次/分钟,P 82次/分钟,BP 138/86 mmHg。颈下结喉正中处有一圆形肿块,约4.0 cm×4.0 cm,质地中等,表面光滑,活动度好。肝脾未触及,心电图无异常,T3、T4及血常规均正常。

西医诊断:甲状腺瘤。

中医辨证:气瘿(肝气郁结,痰瘀至结)。

治则:疏肝理气,化痰软坚。

处方:柴胡6 g、白芍15 g、枳实10 g、海藻15 g、昆布15 g、三棱10 g、莪术10 g、牡蛎20 g、丹参30 g、太子参15 g、白术10 g、佛手干10 g、香附10 g、桔梗6 g、红枣5枚。8剂,水煎服,一日

2 次。

复诊（11 月 10 日）：服上药 8 剂，肿块见消退，他症亦减轻，宗上方加鳖甲 30 g。

三诊（11 月 20 日）：肿块缩小如小指大，效不更方，再服 8 剂，肿块消失，继以逍遥散调理以巩固疗效，随访 1 年未复发。

按：甲状腺瘤属中医"瘿瘤"范畴。其病多由七情所伤，肝郁气滞，津液运化受阻，凝注成痰，气滞日久导致血瘀，痰瘀互结渐成瘿病。本例系肝气郁结气滞血瘀所致，痰瘀互结于喉则肿块；肝郁化火则情志急躁，火扰心神则睡眠欠佳，肝旺横土则纳差；运化失积，生化不足，血不养心则心悸；汗为心之液，心气虚敛阴不固为多汗，舌暗为血瘀之征，苔腻为痰湿所现，脉弦主肝滑主痰，故辨证为肝郁气滞，痰瘀互结，治以疏肝理气，化痰软坚。方中柴胡、白芍、枳实、甘草疏肝理气，气行则血行以通其瘀；牡蛎、昆布、海藻、三棱、莪术活血散瘀，化痰软坚散结；太子参、白术、丹参、红枣补气扶正以防损其正气；妙用桔梗载药上行又兼化痰，故收气行血活痰去肿消之效。

足底出汗

黄某，男，13 岁，2014 年 3 月 16 日初诊。

现病史：患者 6－7 岁曾患过腮腺炎。1 年前患者足心灼热感，伴出汗，继后足底出汗如水洗，穿鞋袜全湿，整年都出汗，夏天出汗较多，曾服用荞麦、党参及知柏地黄丸未奏效，近期来伴手足冰凉。刻诊：面色苍白，纳食及二便正常，舌淡苔薄腻，脉沉细。

体检与理化检查：T 36.7 ℃，R 19 次/分钟，P 68 次/分钟，BP 110/60 mmHg。心肺（－），肝脾未触及，睾丸左边偏小。胸片示心肺正常；血常规、尿常规无异常。

西医诊断：多汗症。

中医辨证:足底出汗(气阴亏虚,卫阳不固)。

治则:扶阳固卫,敛阴止汗。

处方:芍药甘草附子汤加味。白芍 10 g、附子 3 g、肉桂 2 g、干姜 2 g、山茱萸 10 g、龙牡各 10 g、知母 6 g、地骨皮 10 g、红枣 5 g、甘草 6 g。6 剂,水煎服,日 1 剂,分 2 次服。

外用:外洗方。王不留行 30 g、明矾 10 g,水煎,足部外洗。

外抹方:五倍子 60 g 研细末,洗后外抹。

复诊(3 月 22 日):药尽足汗立止,手足凉转温,神疲。宗上方加黄芪补气固表,以巩固疗效。

按:足汗出,足心热者,阴血虚也;不温者,气虚也。本例先由足心灼热感而汗,继则足凉而汗,病已 1 年余,为久病必虚,故舌淡、脉沉细为气阴亏虚、卫阳不固、阴液外泄之症。治以白芍、山茱萸、知母、地骨皮滋阴收敛;用附子、黄芪、干姜、红枣、肉桂温阳固表;又佐龙牡收敛固涩止其汗,则达"阴在内,阳之守也,阳在外,阴之使也"之意;配王不留行、明矾外洗,五倍子粉外抹,通经收敛固涩,内外合治,加强止汗效果。

口疮(口腔溃疡)

谢某,男,53 岁,2012 年 5 月 18 日,初诊。

主诉:口舌糜烂反复发作半年。

现病史:口舌糜烂屡治屡发,缠绵半年。经西医诊断为口腔溃疡,给予抗炎、维生素等治疗,不能根治,几乎 1 个月发作 5~6 次,近日舌左边糜烂约 2 mm,伴灼热痛。小便色微黄,大便黏滞不畅,睡眠欠佳,时有做梦,舌尖较红苔微黄,脉滑。

体检及理化检查:T 36.5 ℃,P 72 次/分钟,R 18 次/分钟,BP 120/72 mmHg。心肺(一),肝脾未触及,血常规无异常。

西医诊断:口腔溃疡。

中医辨证:口疮(湿热内蕴,心火上炎)。

治则:清心泻火。

处方:生地 20 g、甘草 3 g、竹叶 6 g、车前子 10 g、川连 5 g、丹皮 15 g、陈皮 8 g、酸枣仁 30 g。6 剂,水煎服,日 1 剂,分 2 次服。

外用方:吴茱萸 5 g 研末加老醋调成糊状,外敷涌泉穴,一天 1 次。

二诊:药后症状尽去,上方再服 6 剂,至今半年未发作。

按语:口腔溃疡,属中医"口疮"、"舌疮"范畴。现代医学认为它与维生素缺乏、自主神经功能紊乱、内分泌失调及自身免疫、精神因素有关,其发病机理至今尚不十分清楚。中医多从火邪上炎、火毒生疮论治。本病以舌糜烂为主,《内经·病机十九条》云:"诸痛痒疮,皆属于心。"舌为心之苗,心火上灼,则舌疮;舌尖红苔微黄,乃心火之象;心与小肠相表里,心火下移于小肠,则小便黄、大便黏滞;心火上扰心神,则睡不安宁多梦。治以清心泻火。方用导赤散加味。方中生地清热凉血、兼养阴;竹叶、川连、车前子清心降火、利小便,引心火下行;丹皮助生地凉血清火;甘草清热解毒;陈皮理气和胃,以防上药苦寒伤胃;妙加酸枣仁安神镇静,以制虚火上扰,从而达到清心泻火,清热不伤胃,利水不伤阴,滋阴不滞胃。再以吴茱萸外敷涌泉穴引火下行,内外兼治,以求速效,使眠安神守,心火无以上扰,则病半年未复发。

喉痹(慢性咽炎)

李某,女,28 岁,厦门人,2004 年 9 月 6 日初诊。

主诉:干咳、咽喉不利伴灼热感半年。

病史:1 年前因扁桃体炎反复发作,经药物治疗无效,在某医院做双侧扁桃体摘除术,术后自觉咽有不适感,年初因工作压力大,症状有所加重,经多方治疗,未见好转。刻诊:干咳,咽喉不利伴灼热感,语言无力,腰膝酸软,胃脘嘈杂,二便正常。舌淡、边有齿痕,苔腻、脉细。

体检与理化检查:T 36.8 ℃,P 76 次/分钟,R 18 次/分钟,BP 110/68 mmHg。咽部充血,扁桃体无肿大,心肺(一),肝脾未触及,血常规无异常。

西医诊断:慢性咽炎。

中医辨证:喉痹(气阴两虚兼脾湿)。

治则:补气健脾、滋阴润肺。

方药:(1)麦门冬汤加减。沙参 16 g、麦冬 15 g、半夏 10 g、薏苡仁 30 g、红枣 6 g、甘草 3 g、厚朴 6 g、陈皮 15 g、丹参 8 g、赤芍 10 g、马勃 4 g、桔梗 6 g、洋参 5 g、凤凰衣 2 个。10 剂,水煎服,每日 1 剂,分 2 次,鸡蛋清打至成泡沫,用汤药冲服。

(2)补中益气丸 1 瓶,6 g,中午饭后口服。

医嘱:忌辛辣刺激、煎炸之品。

复诊(9 月 11 日):药后上症明显好转,腰膝酸软减轻,原方加薄荷、白术、灵芝再服 10 剂。

三诊(10 月 4 日):诸症好转,唯口干,原(1)方加石斛再服 10 剂,继用自拟喉炎方(人参叶 4 g、麦冬 6 g、乌梅 1 枚、桔梗 5 g、甘草 3 g、冰糖少许),开水泡服,当茶饮,善其后,使病获愈。

按:本案既往有喉部创伤史,以致咽部经络运行不畅,则咽喉不利;久咳不愈,耗气伤津;肺气虚,肺失宣肃,则言语无力,干咳;肺阴不足,咽喉失润,则咽干,有灼热感;舌淡苔腻见齿痕,乃脾为湿困之象,脾虚湿困,失于升清之职,以致水谷精微不输布于肺,肺失濡养,故病情缠绵难愈;脉细,腰膝酸软,乃久病体虚之象。治宜补气健脾,滋阴润肺,方选麦门冬汤,配合补中益气丸。方中川朴、陈皮理气合补中益气丸健脾,益气补土生金;桔梗、马勃、鸡蛋清清肺润喉,加强麦门冬汤滋阴润肺的作用。继则以自拟咽炎方滋阴润喉善其后。

筋挛痛(肌痉挛)

郑某,女,52 岁,2014 年 1 月 23 日初诊。

主诉:双脚拘挛,抽筋疼痛 2 年余。

现病史:2 年前双脚时常拘挛抽筋疼痛,多方延医,服过中西药,未见效。近日来加剧,伴腰酸手痹,口干夜甚,纳可便调,舌暗苔薄腻,脉沉细弦。

体检及理化检查:T 36.8 ℃,P 72 次/分钟,R 18 次/分钟,BP 120/75 mmHg。心肺(一),血沉、抗"O"、类风湿因子检查无异常。

西医诊断:肌痉挛。

中医辨证:筋挛痛(气阴两虚,筋失濡养)。

治则:补气活血,养肝缓急。

方药:芍药甘草汤加味。白芍 60 g、炙甘草 8 g、黄芪 30 g、木瓜 15 g、威灵仙 20 g、鸡血藤 15 g、薏苡仁 20 g、桂枝 6 g、白术 5 g、苍术 5 g。6 剂水煎服,日 1 剂,分 2 次服。药后病愈。

按:四肢拘挛,是指四肢拘急挛曲,不能伸直,系筋脉为病,俗称"筋挛",多因失血、内热伤津,血液枯燥,筋失所养,或寒邪侵袭经络,因寒主收引,发为拘急。而本例口干夜甚为阴津不足;手痹、舌暗脉沉细为气血不足瘀滞之征。证属气阴两虚,筋失所养,治以补气活血,养肝缓急,方以芍药甘草汤加减。肝主筋,白芍入肝经血分,善补肝血而养经脉,以达缓急止痛;炙甘草健脾补中,其味甘,甘则缓,与白芍配伍,其缓急止痛作用尤为突出;木瓜舒筋活络加强缓急之力;威灵仙祛风通络止痛;黄芪、鸡血藤补气活血通络;白术、苍术、薏苡仁健脾利湿,化气血之源,使气血足,筋脉得养;桂枝与白芍调和营卫,诸药合璧,切中病机,故效神速。

粉刺(痤疮)

颜某,女,17 岁,2012 年 3 月 16 日初诊。

主诉:面部痤疮反复发作 5～6 年,近两年加重。

现病史:5 年前因常食辛辣刺激食物而发生颜面出现散发丘疹,有大小不等的脓点,经用清热降火之品,如苦瓜、青菜、水果等病情好转,但后来每于失眠而引发,近两年来面颊部发生丘疹、结节、疱疮、皮损此起彼伏,部分丘疹退留有瘢痕,伴失眠、口臭、大便干、舌暗红苔腻微黄,脉弦滑。

体检及生化检查:T 37 ℃,P 72 次/分钟,R 20 次/分钟,BP 120/82 mmHg。面颊散在性丘疹,大而色红,夹有脓疱、疙瘩,头额、胸背少许丘疹。心肺(一),肝脾未触及。血常规正常。

西医诊断:痤疮。

中医辨证:粉刺(脾胃湿热,肺热上蒸)。

治则:清胃泻肺,活血化瘀。

处方:蒲公英 30 g、升麻 6 g、川莲 3 g、荷叶 8 g、白芷 5 g、葛根 6 g、牡丹皮 10 g、浙贝母 10 g、桑白皮 10 g、薏苡仁 15 g、茯苓 100 g、赤芍 10 g、陈皮 10 g、酸枣仁 15 g、甘草 3 g。6 剂,水煎服,日 1 剂,分 2 次服。

医嘱:忌辛辣之品,保证睡眠充足。

复诊(3 月 22 日):6 剂后皮疹逐渐消退,他症好转,继续服 30 剂后皮疹全消,仅余部分色素沉着,随访 2 年未复发。

按:痤疮多为阳明热盛,肺火上蒸,致使邪热壅结,气血郁滞而成。本方中升麻、荷叶、白芷、葛根皆可引诸药直入阳明,使阳明清气上升,亦可清热消肿;蒲公英入阳明,清热解毒;川莲苦以降阳,又灭阳明上炎之火;桑白皮、浙贝母泻肺清热散结;茯苓、薏苡仁健脾利湿,且安神排脓;赤芍、丹皮凉血活血;枣仁养心安神,使眠安火自降;陈皮顾胃气,以防大队清热之品伤胃。诸药相伍,清肺胃之热,升清降浊,活血化瘀,清热解毒,诸恙悉除。

疣症(扁平疣)

颜某,女,41 岁,2008 年 5 月 29 日初诊。

主诉:面部患扁平疣 3 年余。

现病史:3 年前面部起疹,逐渐增多,无甚不适。经用左旋咪唑及病毒灵治疗有好转,近年来扁平疣又增多,伴情志抑郁,胸闷不适,睡眠欠佳,大便稍干,舌暗红苔微黄,脉弦小滑。

体检及生化检查:T 36.2 ℃,P 76 次/分钟,R 19 次/分钟,BP 135/83 mmHg。面颊及颈部散在针头至米粒大小浅褐色扁平丘疹,表现光滑。心肺(一),生化检查无异常。

西医诊断:扁平疣。

中医辨证:疣症(风湿外袭、肝胆瘀热)。

治则:祛风利湿,疏肝清热,活血软坚。

处方:(自拟方)柴胡 6 g、枳实 10 g、赤芍 15 g、荆芥 10 g、防风 10 g、板蓝根 20 g、薏苡仁 15 g、茯苓 15 g、浙贝母 8 g、荷叶 8 g、甘草 3 g。8 剂,水煎服,日 1 剂,分 3 次,前 2 次口服,最后 1 次外洗患部。

复诊(6 月 9 日):服上药,症状减轻,原方加山甲、白花蛇舌草,再 12 剂,疣体尽脱,皮肤完好如初。

按:方为自拟方,针对扁平疣风湿蕴积肌肤,肝郁瘀热互结的病机,采用祛风利湿、活血软坚之法。方中荆芥、防风、柴胡、板蓝根、荷叶祛风胜湿,清热解毒;薏苡仁、柴胡、枳实、赤芍疏肝理气,活血祛瘀;薏苡仁、浙贝母、茯苓健脾利湿,清热散结;甘草解毒和中。诸药合用,共达散结祛疣之功效。

牛皮癣(银屑病)

陈某,男,61 岁,2009 年 4 月 30 日初诊。

主诉:患牛皮癣 10 余年,近期加重。

现病史:10 年前因手着湿作业,继后手掌心红斑、瘙痒、脱皮反复发作,屡治屡发,近期加重。刻下见:面色欠华,睡眠欠安,纳食尚可,大便较干,小便微黄。舌唇暗红,苔薄腻微黄,脉滑。

体检及生化检查:T 36.2 ℃,P 72 次/分钟,R 20 次/分钟,BP 140/86 mmHg。红斑表面覆有银白色鳞屑,皮增厚,基底部鲜红,呈筛状出血渗液。心肺(一),肝脾未触及,生化检查无异常。

西医诊断:银屑病。

中医辨证:牛皮癣(湿热血瘀型)。

治则:清热利湿,活血凉血,祛风止痒。

处方:(1)内服药方。川芎 6 g、当归尾 10 g、赤芍 30 g、生地 15 g、元参 15 g、丹参 30 g、生芪 30 g、鸡血藤 15 g、白癣皮 20 g、蒺藜 10 g、苍耳子 5 g、防风 10 g、炒山甲 10 g、土茯苓 30 g、甘草 6 g。6 剂,水煎服,日 1 剂,分 2 次服。

(2)外洗方:苦参根 30 g、明矾 6 g、白癣皮 30 g,水煎外熏洗。

医嘱:忌食腥、油腻、辛辣、煎炸食物,防水湿。

复诊(5 月 6 日):用药 6 剂,瘙痒减轻,皮损及鳞屑脱落变薄,效不更方,连服 30 剂,皮损全部消失,随访 2 年未复发。

按:牛皮癣病因多属血虚燥热,外受风湿邪袭,入血分,营卫气血失调而致本病。方中川芎、当归尾、赤芍、生地、元参、丹参活血化瘀,谓之"治风先治血,血行风自灭",使风消则痒自除;鸡血藤、白癣皮、蒺藜、苍耳子、防风、土茯苓、甘草祛风胜湿,通络解毒,则邪祛正则安;山甲善通血脉,行血化瘀直达病所,又有清血热祛风邪之长,故配入方中。患者久病伤气用黄芪扶正,达邪外出又助行气活血之妙。以上药物直中病机,疗效确切。

小儿箚目(儿童多动症)

王某,男,10岁,1996年4月16日初诊。

主诉:挤眉弄眼2个月。

现病史:2个月前发热、腹泻3天,经西医治疗(药不详)症状缓解,继则发现不时挤眉弄眼,日渐加重,有时频繁发作,发作时伴口角歪斜,纳可,二便调,面色苍白,舌较红苔薄,脉细滑。

体检及生化检查:T 37.0 ℃,P 82次/分钟,R 22次/分钟,BP 100/60 mmHg。心肺无异常;血常规:血红蛋白9.5 g/L。

西医诊断:儿童多动症。

中医辨证:小儿箚目(肝风内动)。

治则:养肝熄风,平肝止痉。

处方:当归4 g、生地6 g、白芍10 g、川芎2 g、钩藤5 g、天麻5 g、桑叶3 g、僵蚕4 g、全蝎1 g、防风4 g、蝉蜕2 g、龙牡各8 g、木瓜3 g、甘草2 g。8剂,水煎服,日1剂,分2次服。

医嘱:禁辛温燥热之品。

二诊(5月6日):服上药,挤眉弄眼明显好转,食欲减少,夜流口涎,舌淡红苔薄腻,此为脾虚湿阻,上方去桑叶、生地凉腻之品,加高丽参1 g、半夏2 g、陈皮5 g、麦芽5 g,健脾化湿,再进8剂。

三诊(10月7日):药尽病愈,今日感冒,挤眉弄眼轻度发作,纳可,稍神疲,舌较红,脉浮小滑。宗上方去半夏、陈皮、麦芽加金线莲、桑叶疏风清热,祛余邪,再6剂。

四诊(11月4日):挤眉弄眼白天未发作,唯晚上偶尔小作,食纳较差,治以健脾养血熄风,药用白术、茯苓、陈皮、当归、白芍、生地、僵蚕、钩藤、鳖甲、天麻、绞股蓝、金钱草、甘草,加减调治2个月,随访半年,病未再复发。

按:《内经》云:"诸风掉眩,皆属于肝。"肝为刚脏而性动,主筋,开窍于目,眼胞为脾所主,脾不运化,湿浊上泛,借风力而飞扬,故肝风动则挤眉弄眼;而肝风内动则在于血虚肝失柔养,血虚缘于脾虚失运,气血生化之源不足,故治当养血熄风,养血则宜健脾。方中当归、白芍、生地、川芎补血养血以柔肝;钩藤、天麻、桑叶、僵蚕、全蝎、防风、蝉蜕清肝熄风解痉以制动;加龙牡平肝潜阳以镇静;木瓜酸收和脾化湿舒筋;继则以白术、茯苓、陈皮、麦芽为主健脾养血熄风固其本,除其根,使病无复作之源。

月经先期

林某,女,24 岁,未婚,2009 年 5 月 25 日初诊。

主诉:月经一个月来潮 2 次,已半年,近日经来。

现病史:半年前因情志忧郁,又嗜食辛辣,而致月经一月来潮 2 次,每次经行 7~8 天,量多色紫红;近日经来 7~8 天未止。诊见形体略瘦,胸胁胀闷,面红口干,便秘溲黄,舌暗红苔薄黄,脉弦略数。

体检及理化检查:T 36.3 ℃,P 78 次/分钟,R 20 次/分钟,BP 135/80 mmHg。心肺(一),肝脾未触及。腹软无肿块,血常规(一),B 超无异常。

中医辨证:月经先期(肝郁血热)。

治则:疏肝凉血调经。

处方:柴胡 6 g、白芍 15 g、枳实 10 g、生地 15 g、当归 10 g、太子参 15 g、山药 20 g、香附 10 g、黄连 3 g、黄芩 6 g、地榆 15 g、仙鹤草 30 g、狗脊 12 g、甘草 3 g。6 剂,水煎服,日 1 剂,分 2 次。

医嘱:多休息,避风寒,禁辛辣之品。

复诊(6 月 1 日):服 6 剂后,月经已止,他症减轻,上方去黄芩、黄连、地榆,加丹皮 15 g,再 3 剂。

三诊(6月4日):上症基本消失。嘱下次经前一周服本方6剂。嗣后每月经来一潮,色量正常。

按:本例因情志忧郁,辛辣之品所伤。以致肝郁化火,辛辣之品性热,迫血妄行而经行先期。症见月经先期,经量较多,色紫红,面红口干,便秘溲黄,舌红苔黄,脉弦数。此乃"有余之病,非不足之症",故治宜"少清其热,不必泄其水",方中丹皮、黄芩、黄连清热泻火凉血;生地、白芍养阴而清热;地榆、仙鹤草、狗脊凉血收敛止血;柴胡、枳实、香附、当归疏肝解郁,调气和血;太子参、山药、甘草益气养阴,健脾益肾。全方虽属清火之品,然亦滋水,疏肝调气顾脾胃,使火泻而阴不伤,疏肝不伤血,攻邪不损正。

经前头痛(经前期紧张综合征)

梁某,女,45岁,2008年5月3日初诊。

主诉:经前头胀痛1年余。

现病史:1年前因精神忧郁而致月经先后不定期,每次经前常感头胀痛、心烦、手痹,月经量时多时少,经色暗红,带血块,曾服过中西药仍不见效。刻诊:头胀痛,心烦易怒,胸胁胀闷,口苦,纳食减少,大便稍干,小便色黄,面色欠华,舌暗红,苔微黄,脉弦细略数。

体检及理化检查:T 37 ℃,P 76次/分钟,R 19次/分钟,BP 135/80 mmHg。心肺(一),肝脾未触及。血常规及生化检查无异常。

西医诊断:经前期紧张综合征。

中医辨证:经前头痛(肝郁化火,血行不畅)。

治则:疏肝理气,清热调经。

方药:逍遥散加减。

处方:柴胡6 g、枳实10 g、白芍15 g、白术10 g、茯苓30 g、丹皮 10 g、夏枯草 8 g、天麻 12 g、山茱萸 10 g、何首乌 15 g、红花 3 g、桃仁 10 g。6 剂,水煎服,日 1 剂,分 2 次。

复诊(5 月 11 日):服上方,诸症减轻,唯头昏重,舌苔腻,脉小滑,上方加荷叶升清降浊,再 6 剂,诸症悉除。继用丹栀逍遥丸巩固疗效。

按:经前诸症多与肝脾有关,肝郁气滞,血行不畅,出现月经先后不定期,胸胁胀闷;肝郁化火,则心烦易怒,头胀痛、口苦;经色暗红夹块,手痹,舌暗红为气滞血瘀之证;脾主运化为气血生化之源,木旺克土则纳差;气血不足,则面色欠华。以疏肝健脾理气、活血调经之逍遥散加味治疗。方中逍遥散有疏肝理气、健脾之用;丹皮、桃仁、红花凉血活血;天麻、何首乌、山茱萸滋肾平肝;夏枯草清肝降火,共奏疏肝理气、健脾、滋肾、活血调经之效。

阴挺(子宫下垂)

郭某,女,73 岁,2003 年 7 月 10 日初诊。

主诉:阴道有物下坠半年。

现病史:35 岁生育第二胎时,阴道有物下坠,经服中药治疗,阴道未见有物下坠。半年前因咳嗽用力,阴道下坠,有物坠出阴道口外,常于午后脱出,卧则自收,伴疲乏,纳少,大便稍溏,夜尿多。今来诊,刻下见:阴道有物下坠,伴精神稍萎,面色欠华,少气懒言,肢末冷,舌淡苔白腻,脉细。

体检及生化检查:T 36.0 ℃,P 80 次/分钟,R 20 次/分钟,BP 110/70 mmHg。神智清楚,精神倦怠,心肺正常。腹软,肝脾未扪及,双肾区无叩击痛。血常规:WBC 8.7×10^9/L,HB 9.0 g/L,G% 56.2%。

西医诊断:子宫下垂。

中医辨证:阴挺(气虚下陷)。

治则:补中益气,升提收摄。

方药:补中益气汤加减。

处方:炙黄芪 30 g、党参 15 g、白术 10 g、升麻 6 g、柴胡 6 g、当归身 10 g、枳壳 10 g、青皮 6 g、炙甘草 4 g、补骨脂 10 g。6 剂,水煎服,日 1 剂,分 2 次服。

医嘱:休息,忌冷性之品,注意保护阴部。

二诊(7 月 16 日):服上药,阴道下坠之物已收,唯用力时有下坠感,余症改善,药已切中,守上方加补骨脂 10 g 补肾纳气,调治 10 剂,病告愈。

按:本案患者因生育过密,年老体弱,气虚而致本病。少气懒言,语声低微,舌淡脉细为气虚之征,阴挺为中气不足,气虚下陷,不能收摄之故。本病病位在脾、胞宫,病性属里虚证,治以补中益气汤健脾益气;加青皮、枳壳疏肝理气,助肝脾升发,举阳之气;二诊加补骨脂补肾助阳固脱,全方共奏补中益气,升提收摄之功而获效。

医籍评介

《调气机养生篇》序

《调气机养生篇》一书,出自自学爱好者陈先生的手笔。他少年就自学中医,尤对《伤寒论》、《金匮要略》的研读,勤于学、勤于笔,整理了不少心得体会,《调气机养生篇》便是其中一精品。他虽任职于药房,然对医理的研究具有一定水平,此书便可见一斑,谓之不是医生,胜似医生,不仅毅力可钦,其孜孜不倦精神为后学之楷模。书中"天人合一,一气周流"指出气在人体生理作用和病理变化,尤是脾胃之气升降的重要性。他强调"有胃气则生,无胃气则亡";对《内经》"出入废,则神机化灭;升降息,则气立孤危"进一步阐述,认为一气周流是天地万物的共同规律,只有抓住中气这个实质,使一气周流而无郁滞,医治疾病就有了捷径,立意新异,说理精辟,切于实用。如他介绍用四君子汤加味治疗脱发,使脾气旺,有升有降,气机调畅,气血充和,头发得养,脱发自愈,突破了治脱发只补肾养肾之界限。同时文中还提出治久病、怪病从脾论治的观点,为治久病、怪病只从瘀从痰论治,另辟蹊径。尤其书中对"生命诚可贵"、"圆运动的五行生克"和"播种健康收获幸福"的论述透彻,说理有道,意义深远,对健康养生大有裨益,意新可读。

今陈先生《调气机养生篇》一书已脱稿,行将付梓,问序于余。余以其自学不倦,笃有成效,裨益于医林,深堪钦敬,故乐为之序。

周来兴
2013 年 8 月于永春中县医院

《实用验方精选》序

    验方,系有效验的方药。经医生或是民间医疗实践验证有效的方药,均可称之验方。不少验方来源于民间,是人民群众在长期与疾病作斗争过程中积累的用药经验之总结,再经过医生的临床应用、验证、认同而形成的。

    我国医学历史悠久,历时2 000多年。历代流传下来的验方,数不胜数,是医学宝库中的重要组成部分。但验方太多,也难免良莠不齐,菁芜夹杂。如编纂验方集难度颇大,难在编者必须独具慧眼,去芜存菁,选取经自己或他人医疗实践验证疗效确切的方剂,费时费工;而能把经毕生医疗实践验证的验方,毫无保留地公之于众,造福斯民,更是难能可贵。

    作者虽不是科班出身的医生,但热爱中医,尤对民间单方、验方颇有研究。他组织老年大学中草药班的学员,广泛涉猎,从古今医学著作中精选安全、有效、价廉、简单的验方,其中不乏治疗非现代医学手段所能奏效的疑难杂症的好方。读书取材严谨,分门别类,编成《实用验方精选》,涉及临床各科,颇为实用。编者在"前言"中敬告读者,切不可以验方代替医师的诊治,而应辨证选用,对号入座,方可发挥验方的效验。这是选用验方的准则,也是对医者、患者、健康之士的肺腑之言。

    本书对广大读者,特别是中医工作者,均有一定启发及帮助,用之得当,可收桴鼓之效,值得临床临证推广应用。付梓之前,有幸拜读,编者拳拳之心,于兹可鉴,乃为之序。

周来兴
己丑年仲春于永春县中医院

附录

山区百姓的贴心医生
——记福建省永春县中医院主任医师周来兴

苏金茂

　　现任福建省永春县中医院主任医师、名誉院长的周来兴自沿海到山区，在行医生涯中走过的道路艰辛而难忘，探索的旅程漫长而丰盛，50 年的春秋，从一名普通医生成长为国家级老中医药专家、福建省名中医、主任医师。虽现年近花甲，但他依然奋斗在基层，扎根于山区。医术精湛，硕果累累，德艺双馨，誉满杏林。他的事迹谱写了一曲又一曲救死扶伤、治病救人的颂歌。

孜孜以求　笃志学医

　　忆往事当年岁月稠。周来兴从少年起就向往医学。他出生于惠安海边渔村，深知农村医疗条件差，群众看病难，要找一名称职医生不那么容易。早年他养父患上肺结核咯血，历经数医无效，受尽七年之久的病痛折磨而离世。他深感内疚，立下学医之志。1958 年卫校毕业后，他一边认真工作，一边挤时间向当地老中医学习，那博大精深的中医就像一块磁铁强烈地吸引着他，使他对中医产生了浓厚的兴趣。1961 年，他毅然放下手头的工作，带着对中医的执着追求跨入泉州医专中医科深造。回想起当时的选择，周来兴医师深有感慨地说:"看来人生要成就一番事业,年轻时就必须具备智慧和勇气!"在医校研读中医专业 4 年后,他又师从老中医蔡友敬、张志豪、王硕卿、孙松樵等老前辈,虚心求教,系统的学习、专家的指导和临床实践为他日后的中医生涯打下了坚实的基础。

扎根山区　敬业尽责

1965 年医专毕业后,周来兴被分配到山区永春县一都中心医院。一都位于永春县最西部,地理位置偏僻,交通不便,从惠安老家到永春县城有 120 多公里,而从永春县城到一都还有 90 多公里。一个刚刚步出校园的年轻人,从城市到农村,从沿海到山区,面对生活环境的巨大反差,他经受着人生的一次考验。山区出门见山,山外有山,山路坎坷不平,不是爬山就是下山,且夜间出诊经常事多。每出一次诊他都要翻山越岭,有时来回一趟要花 5~6 小时。但周来兴却把严峻的考验当成对意志的磨炼。他曾在日记中写道:"青松翠柏,根深叶茂,治病救人,志比山高!"他心里十分清楚,山区缺医少药,非常需要医校毕业的他留下来为群众解除病痛。一次在风雨交加的深夜,他为抢救一位肺炎并发"呼衰"的患儿,在出诊赶路的途中不慎掉进深泥田里,情况十分危急,幸亏病者家长及时发现。被救后,他忘了寒冷和伤痛,一心想着的是患儿的安危。经他一整夜的精心抢救,患儿转危为安。像这样的情况举不胜举。对于周来兴来说,在一都他有看不完的病,出不完的诊。就这样日复一日,冬去春来,他走遍了一都的每一个村落,救治了无数病人。

在一都行医,他每次出诊都和坐诊一样要做临床笔记。每看一次病回来他都会翻书对照,或与同事探讨,看诊断是否准确,若有不放心之处,哪怕山高路远都及时赶去再诊。更难能可贵的是,他还主动回访病人,检验自己的行医结果,借以总结经验。由于他对工作精益求精,一些疑难杂症手到病除。

那是 1978 年,一位乡干部陈某患慢性肾炎 13 年之久,曾住院治疗 5 次,力求数医,病情时轻时重。近一个月来病情加重,面色苍白,全身浮肿、下肢肿按之没指,尿少、腹胀、纳少。肾功能检查示慢性肾功能衰竭。周医生采用宣肺健脾益肾,补气活血利水等多脏腑合治,4～5 个月后,病人康复,至今仍健在。

在山乡,胃病、肝胆病等为常见疾病,严重困扰着当地农民群众的生活。周来兴医师也因长期的山区生活及过度劳累而患上了严重的胃病。为了寻求治疗胃病的良方,他在十分简陋的条件下,边学习边研究,并在自己身上进行临床试验,终于研配出对胃病有特殊疗效的方药。同时,他还搜集民间配方,结合自己的经验,研配出对癫痫病有特殊疗效的中草药,解除了农民兄弟的病痛之苦。

每当回忆起在一都边远山区工作的这段日子,周来兴医师就有讲不完的话题。他清晰地记得经他亲手救治康复的农民兄弟的名字。有一位患特殊病症的农民康复后竟把自己的名字改为"来兴",以此感念周来兴医师的再生之德。

是金子放在哪里都发光。他在一都的十几年中,踏遍了一都的山山水水,救治了成千上万的病人,把青春年华无私奉献给了永春最边远山区的人民,成为一都人民深深信任的医师和敬重的院长。人民群众称赞他为"我们的好医生"、"人民的好院长"!

1978 年因工作需要,组织将他调到县卫校任校长兼教学。在任校长期间,他为学校的发展呕心沥血、日夜操劳,先后举办了西学中班、护士班、在职提高班和乡村医生培训班等,为永春培养了大批卫生人才。如今他年事已高,还带教继承人、徒弟师承 2 人(包括黑龙江弟子),为继承、发扬、培养中医人才做贡献。

周来兴医师在永春县从医的 50 年中,有多次机会可以调往沿海等大城市,但他都坚决留下来。也有人请他去美国和澳大利亚,但他都婉言谢绝。他的根在祖国,他的心在山区永春。

医德高尚　橘井泉香

一名老华侨从海外回到桑梓,慕名向周来兴医师求医,经周医师精心治疗,顽疾得以根治。这位老华侨回国后制作了一面锦旗,又特地回桑梓举行了赠旗仪式。锦旗上写着"杏林春暖　橘井泉香"8个大字。

"杏林"是对医家的颂称。晋代葛洪《神仙传》载,吴人董奉,隐居庐山,为人治病,不拿钱物,只求病愈者种杏树五株,轻者一株,数十年得十万余株,蔚然成林。"橘井"说的是桂阳人苏耽,将仙去,谓其母曰:"明年将大疫,庭中井水,檐前橘树,可以代养染病者。"后果如苏耽所言,众人取橘、泉治病,存活者千百人,因号曰"橘井"。老华侨借古颂今,以此赞颂周来兴医师的医德医术。

一位姓李的侨属因患阳痿,求医问药6载终不得子,绝望间受治于周来兴医师。经周医师治疗1月余,1年后竟如愿以偿得一胖小子。多年来周来兴研制的春阳汤、举阳丸治疗此类患者数百人,皆有喜人成果。《厦门日报》1991年8月16日对此做了专门报道。

周来兴素以"学医之道,以德为要,救死扶伤乃医生之天职"为座右铭,把为人民服务确立为自己追求的最高境界,时刻为病人着想,千方百计为病人排忧解难。他同情、关心、体贴病人,对病人一视同仁,从不敷衍。他的诊室里总是挤满病患者,他也因此常加班加点,直到最后一位患者满意离去。一次,他因劳累过度导致胃病复发而出血,就是躺在病床上他也不忘为患者诊治。他就是这样一位想病人之所想,急病人之所急,忘我救治病人的良师。几十年来,他一贯奉行堂堂正正做人,清清白白为医的宗旨,对送上门来的"红包"及贵重礼品都一一婉拒。在患者面前,他是良医;在同事面前,他是榜样。

刻苦钻研　医术精湛

　　周来兴常说:"当一名称职的医生不容易,当一名群众满意的名医更难!"为了掌握更全面的医学知识和更高的医疗技能,更好地为人民服务,他几十年如一日,尽量谢绝一些应酬和社会活动,确保绝大部分时间用在钻研医学和业务上。从行医的第一天开始,他不断学习,不断实践,"不以物喜,不以己悲",日则应诊,夜则读书、写作,不仅勤于学,而且善于学。他的学习方式有三种。一是坚持自学,勤求古训,博采众长。上自《黄帝内经》、《伤寒杂病论》等经典著作,下及历代名家,尤对张锡纯、蒲辅周医疗经验、岳美中医案等名家之著述及《中医杂志》、《中国医学报》等医学杂志潜心研读,从中领悟中医辨证论治的思想和方法。二是拜师求艺。他曾于 1973 年到晋江一院中医科师从著名老中医蔡友敬进修 1 年。他深受蔡老"发皇古义,融汇新知"思想的影响,在临床实践中将古今医学知识结合运用,融会贯通。1991 年他又师承全国首批老中医药专家骆安邦 3 年,尽得其传。三是函授深造。1984 年他参加了福建省《内经》学习班,学习 1 年;1990 年参加全国男性病学习班半年;1994 年学习中西医结合 2 年;1997—2002 年参加美国世界传统医学博士研究生远程教育学习 3 年。由于他的刻苦钻研和精湛医术,他荣获了福建省自学成才奖。

　　学无止境,艺无止境,周来兴既学书又不唯书,既拜师又不唯师,而是广泛涉猎,深钻细研,博采众长,把所学的医学理论知识在实践中继承发扬,并加以创新,使得其医术医德提升至更高的层面。几十年来,除了对常见病、多发病的诊治,周来兴尤精于内科、妇科及男性病,在脾胃病、肝胆病、哮喘、糖尿病、癫痫、不育症等疑难杂症方面有较深的造诣,疗效显著。

　　医不贵于能治病,而贵于能愈难病。周来兴医师还是一个能治愈疑难杂症的高手。2007年,一位患者陈某,患骨髓异常增多症,经多方医治病情无好转,省大医院专家向患者家属告知此病难治,回去可找当地老中医吃中药,或许还有希望。在绝望中经友人介绍找到周医师。患者脸色苍白,心悸气喘,在家属扶持下,到中医院找周医师诊治,患者带着悲伤的眼泪叙述自己的病情,家属带着求救的心情对周医师说:"全家五口只靠他退休金2~3千元维持生活,若他病倒了,全家要怎么活下去。"当时病人病情很严重,面色苍白,头晕乏力,每走一步都很困难,血色素只有4 g,白细胞2万多,血小板减少,周医生心情很沉重,他暗下决心,根据他的经验和多方翻查资料,经2~3个不眠之夜,终于找到病症的根源,他通过补脾肾、活血解毒、标本兼治。调治半年,病情明显好转。目前患者健在如常。陈某不胜感激,率全家人送来锦旗。

周来兴医师不仅从《内经》、《金匮要略》、《千金方》等古代医籍中汲取养分,还注重搜集民间有效的单方草药,并在实践中加以验证。如生姜羊肉绿豆汤治慢性口腔溃疡、马齿苋治糖尿病、桃寄生治慢性肾炎、鹅肉生姜汤治类风湿性关节炎、减肥汤治肥胖症、二百汤治久咳、结核散治肺结核、仙鹤草治前列腺炎等都是周来兴反复验证的验方。

周来兴医师就是这样一位治学严谨,在临床一线大胆实践、开拓创新的见识多、经历多、研究多的著名老中医专家。

硕果累累　德艺双馨

一分耕耘,一分收获。周来兴几十年如一日,付出的是辛勤耕耘,收获的是丰硕果实。

如今熟悉周医师的人都说他有"四多"。一是论文著作多,二是科研奖项多,三是获得荣誉多,四是社会聘任多。对于前"两多",周医师尤为珍惜,因为这是他孜孜以求、刻苦钻研、努力实践、勇于创新的成果;对于后"两多",周医师同样珍视,因为那是前"两多"的延伸,是激励,是鞭策,是义务,更是责任。

他先后在《世界传统医学杂志》、《中国医药学报》、《中医杂志》等刊物发表论文 90 余篇;出版《周来兴医学文集》,主编《骆安邦论医集》、《蔡友敬医案》、《疑难病症临床经验》和《佛手茶养生》等 5 部著作;参编《内经证候类诠》、《现代中医消化病学》等 4 部。

他荣获的县以上科技成果奖达 15 项之多。其中《刮抓疗法治疗小儿消化不良》和《三伏日灸贴为主治哮喘 760 例疗效观察》在美国获"世界传统医学科技成果金奖",也是他在美国最为难忘的一幕。1994 年我国代表团 80 人在吴阶平(原人大常委会副委员长)、胡煦明(原卫生部部长)带领下,赴美国参加首届世界传统医学颁奖大会。会上宣读名单时,一遍英语一遍汉语,由于他听不清汉语又听不懂英语,加上心里没底,认为与国际优秀成果金杯一等奖无缘,哪知道却获此殊荣。主持人三遍重复他的名字,幸好旁边一位中国代表告诉他是叫他的名字。他站起来又踌躇又不敢上台领奖,主持人以为他行动不便,彬彬有礼地将奖杯送到他面前,此时会场响起热烈掌声,他兴奋不已。会后有些中医大学邀请他去讲学,不少患者找他看病,他在美国留了半年,治疗了不少疑难杂症,在中医界有较大影响。美国加州联合大学针灸考核委员会陈大卫教授题词"驰名中外"以示鼓励。

他先后荣获各种荣誉 22 个。其中,1998 年 12 月获国家卫生部医促会信誉度调查委员会授予"全国'德艺双馨'医护工作者"光荣称号,2000 年 8 月获中国中医研究院、中华高新知识产权参评推选组委会评选的"共和国名医专家成就贡献奖",2010 年获全国行业百佳新闻人物,市优秀共产党员和县优秀科技拔尖人才。

他先后被聘为《中华中医药杂志》和《世界传统医学杂志》特约编委,《中国中医药现代远程教育》特约专家、记者,中国民族医学科学院特色诊疗专家,中华临床医学会副理事长。

他的事迹于 2007 年庆"五一"暨"弘扬、实践永春精神先进事迹报告会"作典型报告,在国内外多家报纸、杂志及省、市、县电视台报道,他的个人传略被载入《世界名中医》等 30 多部辞书,并收入 2009 年的《国医年鉴》。

奋斗不息　永葆青春

　　周来兴医师在医学生涯中已历 50 个春秋,虽现年已花甲,但仍然热爱中医事业,依然奋斗在基层,扎根于山区。他现任永春县中医院名誉院长,省中医重点专科脾胃学科带头人,县中医药学会副理事长、秘书长,县老科协副会长等多种职务。他除了每天坚持门诊继续为民解除病苦外,还积极参与各种社会活动。

　　现在的周来兴依然是一个忙碌的人。他是县政协常委,身在基层,心怀全局,他积极为中医事业的发展建言献策。2005 年,他的提案《开发中草药资源,繁荣永春经济》得到县政府高度重视。2007 年,其《发挥中医特色,推进生物医药发展》一文刊登在《永春科普》上,并为永春中医药建立中草药标本展览馆提供资料。他还利用几十年的探索和实践,整理 30 多方验方单方,为正在发展的永春生物医药产业提供最直接的理论支持。他还做客泉州电视台、永春电视台,成为养生专栏的知名专家,他录制的《佛手茶养生》系列节目,天然与养生的话题,成为该台收视率最高的节目之一。后来整理的《佛手茶养生》一书由中国文联出版社出版,成为人们索要的养生通俗读物,也为永春佛手茶起到很好的推介作用。

　　挖掘本地资源,弘扬中华医药,是周来兴退休后所热心的事业。达埔汉口神香是阿拉伯后裔在永春的传统民间工艺作坊,如今已成产业化生产。神香的原料是中药材,周来兴巧妙地在原料中加入自己研发的配方,使之产生防治感冒的效果,深受广大群众的欢迎和购选。《清清香外熏,治疗风热感冒 132 例》于 2010 发表在《中国中医药现代远程教育》杂志;《清清香防治时行感冒 45 例》

于 2010 年参加第十二届中国科协年会交流并收入《中医药在重大
公共卫生事件中的地位与作用论坛论文集》,得到医学界和商家的
认可,并获国家发明专利及科技进步奖。目前"清清香"卫生香在
研发中,为促进永春香业发展和当地经济的繁荣做出了积极贡献。

他成功了!他一生潜心研究岐黄,诚心为民服务。他的成功
来自对理想的矢志不渝,来自对事业的不懈追求,来自对人民的赤
胆忠诚!

路漫漫其修远兮,吾将上下而求索。周来兴认为,年龄有退
休,而事业无止境。他怀着对中医事业永远的痴迷,继续在他的人
生道路上留下坚实的脚印。

(原载于《中国中医药现代远程教育》2003 年第 11 期)

弟子感悟

陈仰东学兄：

您好！我是 2009 年遥从周老的，因缘巧合，我发现众多的国家名老中医药专家里，唯有周老始于最基层，成才之路艰辛、感人至深，寻得蔡友敬、骆安邦二前贤提携，我原是草根中医，幼承家学；父亲是师传中医，纯粹的赤脚医生，在当地民间小有名气。从父亲的学术兼蓄百家开始，我收藏古今名中医著作若干，其间苦乐参半，这一点我在空间日记《藏书阁绪言》中有所陈述，我三拜周老，蒙周老不弃，垂爱得教许多；并赠我经验集、《佛手茶养生》，我捧书向南国跪拜，一昼夜读完弘文，一口气写成读书笔记 6 卷，施效仿孔圣馈师六经之意。只因方言差异，交流多有不便，曾一度信息中断，可是读周老赠予我的著作，及周老嫡传周艺、陈兄等众学门在网络上发表的周老学术经验，我与周师师徒关系教受犹在，我的空间日记《评遥从老师周来兴教授》可鉴。

评遥从老师——周来兴专家

福建惠安周来兴，

医海探索发内经。

临证心得脾尚本，

又有报道男病优。

随师拾贝汇通策，

诊余笔谈话佛手。

案宗撷英解方药，

验道集锦岁月峥。

治疗歌诀循善诱，
附录两篇话人生！

黑龙江双城市
邵景新
2014 年 6 月 22 日

外国医生感言

周主任来兴医师：

您好，收到您寄来的"论文证书"，在此表示感谢。读先生《疑难杂症临床经验》，深获其益。画家李先生要到永春，故而托他问候您，并寄相片两张。弟弟第一次到中国大陆，中国之繁荣、进步给我留下深刻的印象。

中国人才济济，中医当有一番新气象。中医只有坚持走自己的路，才能发挥中医的长处，君以为然？不中不西，到头来将两头不到岸，除了挣几个钱外，别无是处。

先生，是弟所见到坚持走自己之路的高手。弟曾在柔佛中医学院教过《方剂学》，深觉医、教、研的重要性。医、教、研，带徒，是老中医必走之路。过度保守，必将坏事，中医的花朵也不能绽开。

此次，中国一行，让弟看到希望。不虚此行也。

匆匆胡扯数句，博士别见怪。

马来西亚，柔佛州

蔡培春上

2004 年 2 月 12 日

跋

大道至简,平淡称奇

　　华夏中医药文化,虽历经几千年的传承,但常以其神秘玄学的哲理,深受激进人士的抵触与抨击,鼓捣摧残。西医学洪潮般涌入中国,中医药的命运变得岌岌可危了。西医药治病广谱,微观抗生,带给黎民百姓全新的福祉;然而中医药法则人道,宏观养生,在疫情防治的史记里,功不可没。可惜中医不是全新的科学,而是陈旧的文明。而对比中西医药之"害",恐怕西医药会远远超乎于中医药吧,哀哉;时逢世人热捧"削足适履"。就这样,全新的西医学占据着治病救人的主导地位;陈旧的中医学牵强附属,呈弱势出线。众所周知,新中国初期的"流脑"、21 世纪初始的"非典",疫病肆虐,民族危难,中医药医生临危受命,联合西医同仁,胜利地完成了保卫战。国家和民众一次次的取舍惩妄,才延续了中医药(包括民族医药)的一线生机。

　　我们的导师周来兴主任,就是这个萧条领域里的不消极分子,他起步于乡村缺医少药年代的基层医生,如今已拼搏成长为主任医师、福建省名中医、国家级老中医药专家、永春中医院名誉院长等,这是求索者的必然。先生坚信传统中医药哲理的科学终将成为未来世界的主导医学。先生对待中医药,"使命感昭昭,迫切感焦焦",挚热研修,解结至诚。学术思想鲜明,突出"调中州、安五脏"的学术观,强调五脏有病当从脾胃论治,治脾胃病"以平为期",

重在调和之法,并提出人以气为本,调以气为先的治疗观。先生临证经验丰富,不仅对病情、病机、组方的理论分析透彻,而且立方用药,独具一格,对温胆汤、四逆散、防己黄芪汤、当归芍药散等古方今用不仅师其意、用其方,而且随证加减广泛应用于临床,常能起到异病同治的效验。对单味药往往重用至数两,取其力专,疗效快捷。如治失眠方中一味茯苓用至 100 g,治胃炎一味蒲公英用至90 g,统计书中 48 案茯苓用 28 例,体现周老善用、重用单味药的特色。周老虽是铁杆中医,但不排斥西医对疾病的诊断,常把现代科技研究中药的成果融入自己的遣方用药当中,丰富辨证用药的思路,也曾用西医的方法来观察中医药临床的疗效。先生讲:他山之石,可以攻玉,拿来主义为我所用,这与昔日中医纳入气功导引等技能,又有何异呢? 用西医的病名寻找中医对应的证候,用中医的法规佐使西医药物,中医药想要"科学",必须扬长避短,思辨维新,这才是弘扬和发展传统中医药的正确医疗观。

周主任学宗内难,敬业伤寒,弘发于后世诸家。阅览先生依次著作,品读其良苦用心,自一味之王道疗疾,成为重道医人,再从"张仲景"整合"李东垣"的过程,是先生临证执教数十年的"中医梦",凸现了先生理论与法门的转折亮点。由于学识渊博,医术高明,医德高尚,先生在本地区颇享盛誉,远来求医者甚众,疑难杂病多有奇效,因此已名噪闽南,乃至东南亚,被誉为福建省 33 名名中医之一。

周师提携后学,不保留、不保守,爱护我们如同自己的儿女一样,薪火传承,诲人不倦,寄望我们——青出于蓝而胜于蓝。《周来兴医学文集(二)》即将发行,我们弟子欢欣鼓舞,信念倍增! 赋《藏字恩师尊名》拙作一首,谨向周老师表示深情的感激和真切的祝福!

渴求真谛做中医,
德仿周氏衷参西;

孤灯黄卷来写照,
待兴薪火燎原期。

学术继承人:陈仰东、周艺
入门弟子:邵景新
2014 年金秋收获时节　拜记于书末

图书在版编目(CIP)数据

周来兴医学文集. 2/周艺等整理.—厦门:厦门大学出版社,
2015.7
ISBN 978-7-5615-5394-7

Ⅰ.①周… Ⅱ.①周… Ⅲ.①中医学-文集 Ⅳ.①R2-53

中国版本图书馆 CIP 数据核字(2015)第 138080 号

官方合作网络销售商: dangdang.com 亚马逊 amazon.cn JD.COM京东

厦门大学出版社出版发行
(地址:厦门市软件园二期望海路 39 号 邮编:361008)
总 编 办 电 话:0592-2182177 传真:0592-2181253
营销中心电话:0592-2184458 传真:0592-2181365
网址:http://www.xmupress.com
邮箱:xmup @ xmupress.com
泉州新春印刷有限公司印刷
2015 年 7 月第 1 版 2015 年 7 月第 1 次印刷
开本:889×1194 1/32 印张:8.125 插页:7
字数:220 千字
定价:36.00 元
本书如有印装质量问题请直接寄承印厂调换